铃解串雅内编

赵学敏　纂辑

吴庚生　补注

季定乾　编著

北京科学技术出版社

图书在版编目（CIP）数据

铃解串雅内编 / 季定乾编著 . — 北京：北京科学技术
出版社，2018.10（2024.4 重印）

ISBN 978-7-5304-9727-2

Ⅰ. ①铃… Ⅱ. ①季… Ⅲ. ①验方—汇编—中国—清代 Ⅳ. ① R289.5

中国版本图书馆 CIP 数据核字（2018）第 124518 号

策划编辑：刘　立
责任编辑：张　洁　周　珊
责任校对：贾　荣
责任印制：李　茗
封面设计：异一设计
出 版 人：曾庆宇
出版发行：北京科学技术出版社
社　　址：北京西直门南大街 16 号
邮政编码：100035
电　　话：0086-10-66135495（总编室）
　　　　　0086-10-66113227（发行部）
网　　址：www.bkydw.cn
印　　刷：三河市国新印装有限公司
开　　本：710mm × 1000mm　1/16
字　　数：240 千字
印　　张：15.75
版　　次：2018 年 10 月第 1 版
印　　次：2024 年 4 月第 4 次印刷
ISBN 978-7-5304-9727-2

定　　价：58.00 元

当代铃医季定乾

浙派中医源远流长，流派纷呈，其中最神秘、最鲜为人知的就是走方铃医。铃医就像一位弓腰屈背的耄耋老人，手摇铜铃，肩披搭肩，步履蹒跚，逐渐远离人们的视野，留下模糊的背影。

我们学中医的都知道有一张非常著名的孙思邈医虎图。画面上药王孙思邈在郁郁葱葱的松树下盘腿席地而坐，一只吊睛白额的老虎匍匐在旁边，人虎相处，安详和谐。这幅画来源于一个美丽动人的传说。说的是药王孙思邈上山采药归来途中，突然狂风大作，猛抬头，一只斑斓猛虎冲到眼前。孙思邈一惊，急忙闪躲，只见那猛虎并无伤害之意，只是在他身边伏下身来，张着大嘴摇头呻吟，眼里露出哀求的神色。孙思邈凝神定心，往老虎嘴里看去，只见一根硕大的兽骨卡在老虎的喉咙处，方知道老虎是为此来求助。孙思邈既要虎口拔骨刺，又要保护自己不被咬伤，就将串乡行医吆喝时用的铜铃套在胳膊上，把手伸入虎口，一使劲，把骨刺拔了下来，那虎疼得一合嘴，牙齿正好磕在铜铃上，没有伤着孙思邈。骨刺取出后，老虎就地向孙思邈磕了三个头，走进了山林。打那以后，凡是看见孙思邈进山采药，那虎就来陪伴孙思邈，有时还让孙思邈骑在身上。此后，走方医就把行医的标志铜铃称为虎撑。人们也习惯地称呼这些走方医为铃医。铃医带上虎撑，用以显示他们是药王的弟子，有着名医孙思邈那样的医术，可以为兽中之王老虎看病，况且人乎！

两年前，浙江省中医药学会发起了寻找民间中医的活动。一个偶然的机会，听人说在浙江省天台县还有一位仍然活跃着的铃医，我们非常兴奋，立即委托天台县中医院的领导寻找这位现世铃医。不久，我们便与医院领导一起专程驱车去拜访了这位居住在天台县街头镇湖帝村的传奇铃医。 未二住，我们成了好朋友。我从他那里知道了许多铃医的故事，对铃医的往世今生也有了较为清晰的认识。

铃医姓季名定乾，1964年出生在天台县街头镇湖酋村，土生土长，至今仍然居住在湖酋村，是村卫生室负责人。他自幼耳闻目睹本村伯父走方医张微诊游走江湖、行医治病的轶事，遂萌生习医之志向，15岁初中毕业后即跟随伯父学医。在伯父的精心指点下，他焚膏继晷，尽得其术。后复拜陈、丁、何、葛、王等诸先贤为师，侍诊左右，潜心钻研，学业大进，不仅考取了县个体医生资质，还通过了草药医考核，2010年又通过了执业医师考试。在他的成长过程中，铃医陈学明对其影响最大。正是铃医走村串户的独特行医方式、诊疗思维、高招绝技和立竿见影的疗效，特别是亲眼看到了铃医治好了许多大医治不好的奇病怪病，使得他对铃医情有独钟。由于好学谦逊、敢于实践加之天资聪颖，经评审他最终被确定为天台非物质文化遗产街头铃医传承人和台州市非物质文化遗产（天台铃医文化）传承人。

第一次见到现实版的铃医，着实让我开了眼界。季医生向我们展示了他行医时的行头：手镯状的古铜色虎撑，手镯中空，用手摇之，内有异物撞击而发出声音；白色粗布缝制的约有一人高的长长的搭肩，搭肩上缝制了很多小袋，用来装药械和食物；满屋采自山野田间的各种生鲜草药、他自己炮制的当地中药及铃医习常使用而我们学院派视为虎狼之药的生半夏、生马钱子、生草乌、生南星等。

季医生憨厚而不失热情，自信而不恃才矜贵。他告诉我们做铃医的不易和艰难。铃医行医有四大特点。其一，其技术来源于师傅的口口相传，必须紧跟师傅鞍前马后，认真看并细细琢磨师傅的一招一式。在看病过程中，铃医十分注意收集民间验方充实自己。其二，铃医没有固定的诊疗场所，不管风雨雪雾，天天颠簸在乡间村落，走到哪儿看到哪儿，居无定处。其三，铃医所看之病以急病、重病、奇病、怪病为多，以急急取效为首务，技在手上，药在搭肩里，用药凶猛简便而见效快，以此取信于病家而解决温饱。其四，铃医多自己采药，自己炮制，既防止了秘方泄露，又确保了药物的纯正和疗效。

虽然我还不能完全理解铃医的五卯、六抵、九顶、十三串、七十二截等走医之术，但铃医手摇铜铃，肩负药囊，走南闯北，奔走在田头村舍，技以顶、串、截三法，药以贱、验、便三宝的特点还是给我留下了深刻的印象。铃医确实不同于其他众医。

在与季医生的交往中得知，现在铃医的行医条件好多了，不必再为温饱而担心。将铃医"操技最神，而奏效甚捷"的技术传承下去，是他最急切想做的事。不久前当季医生拿着精心编写的《铃解串雅内编》书稿到杭州来给我看时，我对季医生的敬佩之心油然而生！

《串雅》成书于清代，是第一部关于民间铃医医术的专著，分为《串雅内编》《串雅外编》，作者为钱塘人赵学敏。赵学敏是浙派中医中有突出贡献的医家，他记录整理了著名铃医同宗叔父赵柏云的口授医技，广摭博讨民间单方验方，结合自己丰富的医药知识与实践经验，"删其眩异繁缛，参以秘笈所藏，归之雅正，勒为成书"。要看懂《串雅》，知其机理，明其方技，不下大功夫是难得其要的，然铃医季定乾，竟要对铃医名著《串雅内编》进行校注，并"增补原书遗漏缺失的方和法"，其所下之功夫更是可想而知！我问他为什么？他说："我是铃医，要对铃医负责！"

《串雅内编》是一本铃医专著，由于时代变迁，"多版校注，与原书出入很大，失去了铃医的本色。有些晦暗之处，我要点明，有些错误，我要纠正。这是我作为铃医传承人对国家的交代"。当细细展开季定乾医生编写的《铃解串雅内编》，扑面而来的就是这种责任和担当。他在前言中写道："走方郎中（后称铃医），手摇铜铃，肩负药囊，无论寒冬腊月，酷暑炎夏，头顶烈日，风吹雨淋，戴着竹笠，奔走于城乡、村寨，为百姓解除病痛疾苦。……新中国成立后，铃医大多并入联合诊所。随着医疗制度的改革，铃医几乎消失，但他们为炎黄子孙的繁衍生息做出了不可磨灭的贡献，不应就此埋没在历史洪流中。"正是缘于民间中医药面临断崖式失传的危险，我们学会才发起寻找民间中医的活动。民间中医药的一方、一药、一法、一技都是中医药卫生、经济、科技、文化、生态五大资源的重要组成部分，我们要怀着强烈的时代感、责任感进行抢救式寻找和挖掘。找到李定乾，找到铃医，真是幸运！

读完《铃解串雅内编》，更知季定乾医生之不易。是书对《串雅内编》逐条过滤，阐发质疑、语焉不详之处，全书无虚揣空谈，说理直白，通俗易懂。

《铃解串雅内编》的问世，既是传承，更是创新。这种将历史与现实、传记和经验融会贯通，一气呵成的著作，一定会推动中医药的发展！

浙江省中医药学会　肖鲁伟

戊戌六月于杭州

赵　序

或问：何谓串雅？

答曰：欲知串雅，先知铃医。欲知铃医，先知虎撑。虎撑之说，始于李次口，衍于孙思邈。究其形则如环盂而中空，腹有铁丸二，串指而周转摇之，振振有声，故又谓串铃也。串铃之用凡三：自别于凡医一也；以来病者二也；御身三也，师传有"虎撑拳"种云。世之谓铃医者，盖以其所持器耳。而世每多短是医者，谓其剽窃医绪，专为奇夸，合则蝇趋，分则鸟散，訾食江湖，等同卖艺，是以耻之焉。挟是论者，必也未见泰山之大，而障于一叶之限。若此，扁鹊、华佗之属，时珍、又可之伦，皆可晏然于大堂之下，坐而论道，何必远涉山水，游历江湖哉？故世谓铃医者，又有走方医、草泽医之称，是乃古游医之续也。

然其术非其人而不传，亦多诡禁之论，传则必以口，是故无专书，反成凡医诋毁之资。恕轩之作是书，芟繁弃不经，存可传于世者，归于雅正，乃有串雅。昔孔子自卫反鲁，然后乐正，雅颂各得其所。恕轩之用心，岂有异于夫子之删《诗》乎？

又问：顶串诸术既已闻之，然世医之所详者，汗、吐、下三法耳。铃医之立是说，将为奇夸其言，而炫耳目乎，其将何以别之？又铃药以便、贱、验胜，是书复何以明之？

答曰：内编首言黄鹤、青囊二法，是为截药之总治，其犹《易》之乾坤二卦，实为全编之经纬。铃医治病，"截"而已。截者，径也，捷也。至于顶串诸术，稍以类而次之，皆不离"截"义，又岂必汗、吐、下之法哉？故是书之论病，只言其名其症，终未见其言脉也。望而知之谓之神，闻而知之谓之圣，盖铃医之谓也。

铃医治外病，擅以升降丹石之药，取效捷耳。外科之症繁芜，其势又疾，而凡医每予平药，畏丹石如虎狼，迁延时日，以冀痊愈，每有转危而殒命者。下药治病，擅医者用大毒。犹道横巨石，凿之以钎锤未若轰之以硝石。今舍硝石而用钎锤，欲求大功，不亦远乎？

又铃医精于单方，随游辄取，亦非仰给于药肆。至陋至简，至贱至便之物，往往有至效。故内编之言单方，几占是书之泰半。而今之堂庑医之处方，动辄几十味，乃至过百，耗材竭金，又未见其至效。故铃医之用药，不亦胜其多矣。

又问：恕轩之作是书，赫然已列雅正，其法臻备，弘铃医之精，世皆已知，且吴君平格素谙于医，存真补缺，亦足以增益是书，复何注解为，乌有添足之疑乎？

答曰：铃医之术肇于远古，虽世随时迁，斯道长存。其间贤圣迭出，各有专精，然亦口传心授而已，世难得其真，遂以妄论之。固然，斯道之在，犹如繁星在霄汉，万古不可磨灭。恕轩以其博雅之质，精诚之心，广览方书，几尽家财，积年累月，因宗子柏云而辑纂内外编，天下一时震动。柏云者，固铃医之贤者也。而溯其论断，亦一家之言耳，庶几可观铃医之一斑。其后，恕轩同里许迈孙重刊内外编，因乞庚生补注。迈孙笃博君子，精于勘书，而庚生师从孟河马培之，终未见其列于铃医之林也。逮及近代，西学浸盛，而国术稍稍陵夷。今世之解串雅者，亦未见有窥其三昧者也。吾师季氏定乾者，本铃医后人，业绍精湛，不忍先贤之萃没于尘埃。尝云："古人曰：'为往圣继绝学，为万世开太平。此志至诚至大，盖非圣人可以庶几焉。然人能弘道，愿且忽卑陋之资，以尽区区。'"乃咨询诸师，遍览手札笔记，不舍昼夜，正疑去伪，务求其真，而为之串解云耳。

戊戌六月铃医弟子赵栋识

前　言

　　民间医学源远流长，此为前贤医家传于薪火所益，尤其是走方郎中（后称铃医），手摇铜铃，肩负药囊，无论寒冬腊月，酷暑炎夏，头顶烈日，风吹雨淋，戴着竹笠，奔走于城乡、村寨，为百姓解除病痛疾苦。铃医此术起于扁鹊，后华佗、孙思邈等继之，故其所传诸法与"国医"少异。铃医之技多是师承口授，行规极严，有自己的一整套行话。中华人民共和国成立后，铃医大多被并入联合诊所。随着医疗制度的改革，铃医几近消失，但他们为炎黄子孙的繁衍生息做出了不可磨灭的贡献，不应就此埋没在历史的洪流中。

　　铃医有三技，即一"顶"，顶即吐；二"串"，串即泻；三"截"，截即止。用药有三个特点：一曰贱，药物不取贵重之品，应手运用；二曰验，下咽即能祛病，治验神奇；三曰便，山林僻邑随处皆能采集，随遇随治。

　　自北宋时期设立了和剂药局以后，出现了坐堂医官，而铃医仍坚守原来的方式，走街串巷行医。后来坐堂医官自认正统，极度鄙视走方郎中，认为其"游食江湖，货药吮舐，迹类丐，挟技劫病，贪利恣睢"。清代医家赵学敏，字恕轩，号依吉，浙江钱塘（今杭州）人，年轻时博览群书，无意功名，弃文学医，遵循"不悖于古，而利于今"的原则，搜集整理了大量的民间秘方和验方。族人赵柏云（著名铃医）年老在家，赵学敏常去讨教，柏云尽数授之。赵学敏对铃医的"操技最神，而奏效甚捷"甚为折服，故录其所授，结合自己丰富的医药知识与实践经验，编著《串雅》，主要是对铃医理论进行系统总结，使其不致为庸俗所诋毁，而亦能登上大雅之堂。此举从此揭开了铃医的千古之秘。

　　《串雅》成书于1759年，是历史上第一部有关民间铃医的专著，包括《串雅内编》和《串雅外编》各四卷；另有清代铃医名家鲁照所著

《串雅补》五卷。三者合称"串雅全书"。书中记录了铃医常用的内治、外治、杂治、顶药、串药、禁药、奇药、针法、灸法、贴法、熏法、洗法、吸法、取虫等治病手段，又介绍了有关药物伪品、制作方法、食品、杂品等情况，揭示了走方郎中所用的简便治法和药物炮制方法。

愚姓季名定乾，现为台州市非物质文化遗产（天台铃医文化）传承人，自幼目睹走方医张微诊先生（针灸）行医治病，耳闻其游走江湖轶事，甚为入迷，毕业后即随先生而习，先生说"有针无药非良医，有药无针亦非良医，必须针药合一"，愚此后将之奉为佳言，谨记于心。然笃学经典，仍有诸多不解之处，恰逢有缘遇到恩师陈学明（铃医）。陈师博古通今，集象山派、东阳芦宅（上海柴家门槛）、黄岩派为一体，精通五卯、六抵、九顶、十三串、七十二截及书外走医之术。象山派先辈与钱塘铃医赵柏云为同门师兄弟，同治年间齐公其福师从象山派铃医学艺，后传其女婿陈公曾松即恩师之父。

"串雅全书"是铃医专著，记载的均是江湖郎中实用之方，其应用仅铃医知晓。现因多版校注和原书出入很大，失去了铃医本色，且因病名与现代医学相距甚远，药名也多有晦涩，故读者难免习之困难。愚作为铃医传人，有责任负薪构堂，校注专书，并增补原书遗漏缺失的方与法。《串雅内编》以清光绪十六年（1890 年）榆园刻本为底本，《串雅外编》《串雅补》则以民国初扫叶山房石印本为底本，及师父口授和铃医先辈留下的手抄本进行整理。

为了方便读者阅读，对《串雅内编》原文中的异体字、古体字、假借字等，本书一律径改为正体字，如"白芨"改为"白及"，"灯芯"改为"灯心"，"猝心痛"改为"卒心痛"，"燎泡"改为"燎疱"，"蝉退"改为"蝉蜕"，"磁瓶"改为"瓷瓶"，等等；个别明显的错别字予以径改，如"海蜇"改为"海蜇"。

书中所用药的剂量单位（包括笔者按语中涉及的药物剂量单位）均为旧市制，读者如果应用须按现代计量标准单位换算：一斤＝500克，一两＝30克，一钱＝3克，一分＝0.3克，一厘＝0.03克。药方中涉及的无灰酒，在不能制作的情况下只能用黄酒替代。

另外，为方便读者根据病症查方，书后附加了病症名索引。

需要说明的是，书中涉及的配方用药为历代铃医经验积累，在选材、炮制及针对症等方面大多有其严格的要求，故读者须在相关专业医师指导下方可参考应用。

感谢师父陈学明的亲口传授和对本书的指导，同时也感谢女儿季梦漂、儿子季坚铤、师弟陈恒威、徒弟赵栋的大力支持。

戊戌六月铃医传人季定乾撰

目 录

重校刊串雅内编小引 ·· 1

原　序 ·· 2

凡　例 ·· 4

绪　论 ·· 6

截药总治门 ·· 9

黄鹤丹 ·················· 9　　　仙桃丸 ·················· 15

青囊丸 ·················· 10　　　余粮丸 ·················· 15

鲤鲮丸 ·················· 10　　　八仙丹 ·················· 16

蜜犀丸 ·················· 11　　　花蕊石散 ················ 17

普济丹 ·················· 12　　　紫阳真君塞鼻丹 ·········· 18

蓬莱丸 ·················· 13　　　神仙太乙膏 ·············· 19

发汗散（附 椒杏丸）······ 13　　　人龙丸 ·················· 20

松梅丸 ·················· 14

截药内治门 ·· 21

治伤寒结胸 ·············· 21　　　保灵丹 ·················· 25

挛虐 ···················· 21　　　交感丹 ·················· 26

宣木散 ·················· 22　　　治尸厥 ················· 27

辟瘟丹 ·················· 22　　　独步散 ················· 27

截头风 ·················· 23　　　膈气暂开关方 ············ 28

治头痛 ·················· 23　　　起废神丹 ··············· 29

鹤顶丹 ·················· 24　　　坎离丸 ················· 29

痰火神方 ················ 24　　　元德膏 ················· 30

时行痰嗽 ················ 25　　　解恶仙丹 ··············· 30

治老人不寐……31
安寐丹……31
泻火圣神汤……32
鬼毒风气……32
灵宝化积膏……32
烧针丸……33
蚕奁散……34
截癫……34
回癫汤……34
收呆至神汤……35
逐呆仙方……36
启迷奇效汤……36
启迷丹……37
起痿神方……38
摩腰丹……38
贴腰膏……39
威喜丸……39
截臌……39
虫臌……41
血臌……41
分水神丹……42
疝气神方……42
千金不传韦氏方……43
去铃丸……43
腹内龟病……44
返魂丹……44
铁刷丸……45
截泻丸……45
宁和堂暖脐膏……45
截水肿……46
截黄……47
截痢……47
加味绿矾丸……48
贴目取翳……48
治泪眼……49
仿西洋眼药……49
二百味花草膏……49
截障……50
开聋……50
耳聋开窍奇方……51
通耳神丹……51
喉风闭塞……52
吹喉药……53
黑龙膏……53
冰梅丸……54
中分散……55
仙传急风散……55
神穴丹……55
陈氏神效小红丸……56
稀痘丹……56
梅花丸……57
换痘丹……57
钉胎丸……58
治伤寒……58
千金硝石丸……59
珍珠滚痰丸……59
三阴久疟立止神方……60

截药外治门……61

散毒仙丹……61
消毒散……61

阴阳黄 …………………… 62
五毒丹 …………………… 63
发背膏药 ………………… 63
大黑虎膏 ………………… 64
一笔消 …………………… 65
移毒丹 …………………… 65
大提药方 ………………… 66
黄提药方 ………………… 66
白灵药 …………………… 67
红升丹 …………………… 67
白降丹 …………………… 68
五宝霜 …………………… 69
四金刚 …………………… 70
五虎下西川 ……………… 70
离宫锭 …………………… 71
坎宫锭 …………………… 71
铁井阑 …………………… 72
代刀膏 …………………… 72
生肌散 …………………… 73
开刀麻药 ………………… 73
换皮麻药 ………………… 73
生肌散 …………………… 74
痈疽 ……………………… 75
决脓妙法 ………………… 75
立消散 …………………… 75
灵异膏 …………………… 76
千里光膏 ………………… 76
万宝代针膏 ……………… 77
吹消散 …………………… 78
护心散 …………………… 78
透骨丹 …………………… 78

醉仙散 …………………… 79
再造散 …………………… 80
大麻风 …………………… 80
秘炼治杨梅疮药 ………… 81
乳香散 …………………… 82
取疔膏 …………………… 82
聚疔毒 …………………… 82
消疔 ……………………… 83
瘰疬奇方 ………………… 83
生肌膏 …………………… 84
提气汤 …………………… 84
三妙散 …………………… 84
消瘰疬痰毒 ……………… 85
提疬丹 …………………… 85
神授五公散 ……………… 86
上品锭子 ………………… 86
中品锭子 ………………… 87
下品锭子 ………………… 87
破瘰点药（附煎方） …… 88
治火丹 …………………… 89
治疮二法 ………………… 89
擦疮成水 ………………… 89
扫疥 ……………………… 90
七制松香膏 ……………… 90
诸疮掺药 ………………… 91
破棺丹 …………………… 91
一擦光 …………………… 92
小金丝膏 ………………… 93
截癣 ……………………… 94
九熏丹 …………………… 94
日本国癣药 ……………… 95

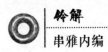

枯瘤散	95	拶伤	101
敛瘤膏	96	整骨麻药	101
治瘤	96	天下第一金疮药（附二验方）	101
治流火方	97	接骨至神丹	103
取痣饼药	97	阴囊烂尽	103
点痣药	98	美首膏	103
点黑痣	98	手足皲裂	104
治臁疮	98	治阴蚀	104
透骨丹	99	治体气方	105
胜金丹	99	痘后生翳	105
松肉葱白膏	100	免喉内生蛾	106
小金莲	100		

截药杂治门 ·· 107

取牙鲫鱼霜	107	脚城	110
去面上刺青	108	足趾鸡眼	111
去身臂雕青	108	载毛虫伤	111
取箭镞方	108	红玉膏	112
黑发仙丹	109	竹木刺	112
取轻粉毒	109	治中河豚毒	112
受打不痛	110	虎伤	113
误吞铁石	110	吹耳方	113

顶药（主上吐药也） ·· 114

巴霜顶（丹溪喉闭丸）	114	羊莫顶	118
四宝顶（狗宝丸）	114	截疟顶	119
牛郎顶（牛郎丸）	115	三奇顶	119
青绿顶（附风痰卒中方）	115	金丝顶	120
硫黄顶	116	砒霜顶（附駒喘痰积方）	120
玉环来笑丹	117	皂矾顶（稀涎散）	121
轻粉顶	117	碧霞丹	122
黑盐顶	118	吐蛊	122

倒顽痰法 …………………… 122　　阴阳汤 …………………………… 123

串药（主下泻药也） ……………………………………………………… 124

牛郎串（遇仙丹）………… 124　　禹功散 …………………………… 129

榔霜串（必胜散）附漱齿方 … 125　　双牛串（济世散）……………… 130

黄甲串（偷刀散）………… 125　　治痘疮黑靥 …………………… 130

无极丸 …………………… 126　　五香串 ………………………… 130

备急丸 …………………… 126　　车鳌串（名转毒散）…………… 131

乌龙串（一粒金丹，又名

　　捉虎丹）………………… 127　　八宝串（消臌至神汤）………… 132

轻粉串 …………………… 127　　泻腋气 ………………………… 132

犀黄串 …………………… 128　　腹胁痞块 ……………………… 133

天一水串 ………………… 128　　发背初起 ……………………… 133

牵牛串 …………………… 129　　逐黄散 ………………………… 133

　　　　　　　　　　　　　　　　绞肠痧 ………………………… 134

单方总治门 …………………………………………………………………… 135

暖益腰膝 ………………… 135　　白虎丹 ………………………… 136

都梁丸 …………………… 136

单方内治门 …………………………………………………………………… 138

金粟丸 …………………… 138　　哮喘 …………………………… 145

仙传膏 …………………… 139　　痰饮吐水 ……………………… 145

青藤膏 …………………… 139　　酒积 …………………………… 146

鸡子饮 …………………… 140　　酒积酒毒 ……………………… 146

白虎历节风 ……………… 141　　积块黄肿 ……………………… 147

干血劳 …………………… 141　　风眼赤烂 ……………………… 147

治大风 …………………… 142　　洗眼中星 ……………………… 147

疟疾 ……………………… 142　　红眼 …………………………… 148

卒心痛（附阴毒腹痛方）… 142　　痘入目中 ……………………… 148

心疼 ……………………… 143　　睡起目赤 ……………………… 148

腰脚疼痛 ………………… 144　　目生翳膜 ……………………… 149

筋骨疼痛 ………………… 144　　喉风 …………………………… 149

水肿 ……………………… 144　　惊气失音 ……………………… 150

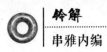

咽中结块 …………………… 150
小儿舌膜 …………………… 151
鼻血不止 …………………… 151
鼻中肉坠 …………………… 151
喷嚏丸 ……………………… 152
灌鼻出涎 …………………… 152
耳鸣 ………………………… 153
耳内肿痛 …………………… 153
风热牙痛（紫金散）……… 153
痧胀腹痛 …………………… 154
暑天怕风 …………………… 154
痞块 ………………………… 154
治痞积 ……………………… 155
盗汗 ………………………… 155
消渴饮水 …………………… 156
白浊 ………………………… 156
止呃逆 ……………………… 157

变通丸 ……………………… 157
治痢初起 …………………… 158
血崩 ………………………… 158
梦泄 ………………………… 159
红白淋带 …………………… 159
乳汁不通 …………………… 160
生乳 ………………………… 160
乌痧惊风 …………………… 161
急慢惊风 …………………… 161
小儿舌笋 …………………… 162
蚬子水 ……………………… 162
狐臭 ………………………… 162
验胎方 ……………………… 163
神仙外应膏 ………………… 163
鼻中出血 …………………… 163
稀痘神方 …………………… 164

单方外治门 ……………………………………………………… 165

国老膏 ……………………… 165
乌龙膏 ……………………… 165
消痈酒 ……………………… 166
止肿毒 ……………………… 166
恶疮疔毒 …………………… 167
快马痈 ……………………… 167
寿星散 ……………………… 167
多骨痈 ……………………… 168
疔疮 ………………………… 168
起杖伤疔皮 ………………… 168
横痃便毒 …………………… 169
一切痈疽 …………………… 169
脱疽 ………………………… 169

指生天蛇 …………………… 170
诸疮胬肉 …………………… 170
棉花疮 ……………………… 171
痈肿无头 …………………… 171
消瘤 ………………………… 172
腋下瘿瘤 …………………… 172
头疮生蛆 …………………… 172
乳痈 ………………………… 172
乳头裂破 …………………… 173
瘰疬毒疮 …………………… 173
甲疽延烂 …………………… 174
鹅掌风 ……………………… 174
腿臂湾生疮 ………………… 175

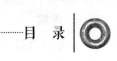

散毒 ……………………… 175

洗癞头方 ………………… 175

痰核 ……………………… 176

咽舌生疮 ………………… 176

喉鹅 ……………………… 176

跌打损伤 ………………… 177

金疮 ……………………… 178

撷仆欲死 ………………… 178

金刃不出 ………………… 179

被砍断筋 ………………… 179

乳岩 ……………………… 179

火烧疮 …………………… 180

火烧烂 …………………… 180

火燎油烧伤 ……………… 181

烫火伤 …………………… 181

癣 ………………………… 182

水肿脚气 ………………… 182

口吻生疮 ………………… 183

一抹膏 …………………… 183

肛门痔痛 ………………… 183

疔疮走黄 ………………… 184

发背阴毒 ………………… 184

项下气瘿 ………………… 185

单方杂治门 ……………………………………… 186

误吞铜钱 ………………… 186

拔白换黑 ………………… 186

竹木刺眼 ………………… 187

临杖预服 ………………… 187

食生米 …………………… 187

齿黄 ……………………… 188

飞丝入眼 ………………… 188

小儿初生无皮 …………… 189

固齿灰 …………………… 189

秃鬓发稀 ………………… 189

小儿鳞体 ………………… 190

儿阴被蚓吹肿 …………… 190

猘犬咬伤 ………………… 190

蛇虺咬伤 ………………… 191

百脚咬伤 ………………… 192

蜈蚣咬伤 ………………… 192

蝎毒螫伤 ………………… 192

毒蛇咬伤 ………………… 193

精清不孕 ………………… 193

妇人乳胀 ………………… 194

截溺 ……………………… 194

面上黑气 ………………… 194

舌肿 ……………………… 195

误吞针刺 ………………… 195

搭鱼骨鲠 ………………… 195

单方奇病门 ……………………………………… 197

猴子疳 …………………… 197

山鞠散 …………………… 198

产后肉线 ………………… 198

发癥饮油 ………………… 199

截肠怪病 ………………… 199

米痕 ……………………… 200

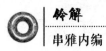
灸疮飞蝶 …………………… 200

伐毛丹 ……………………… 201

血壅怪病 …………………… 201

眉毛摇动 …………………… 202

脐虫 ………………………… 202

筋肉化虫 …………………… 202

热毒 ………………………… 203

虱出 ………………………… 203

病笑不休 …………………… 204

灸疮出血 …………………… 204

睛垂至鼻 …………………… 204

离魂 ………………………… 205

大肠虫出不断 ……………… 205

气奔 ………………………… 206

便后出血 …………………… 206

绹缊结 ……………………… 207

脉溢 ………………………… 207

寒热 ………………………… 207

头脑鸣响 …………………… 208

荡秽散 ……………………… 208

烂痘生蛆 …………………… 208

肉坏 ………………………… 208

石室秘方 …………………… 209

活水止虱丹 ………………… 209

腹中生蛇 …………………… 210

杜隙汤 ……………………… 210

化痒汤 ……………………… 211

救割全生汤 ………………… 211

体中蚓鸣 …………………… 212

臂生人面 …………………… 212

舌缩入喉 …………………… 213

舌血 ……………………… 213

掌高一寸 …………………… 214

男子乳肿 …………………… 214

指甲尽脱 …………………… 215

指缝出虫 …………………… 215

粪门出虫 …………………… 215

粪门生虫 …………………… 216

眼内肉线 …………………… 216

黄雷丸 ……………………… 217

手皮现蛇 …………………… 217

喉中物行 …………………… 218

蛇虱 ……………………… 218

恶肉毒疮 …………………… 219

浑身燎疱 …………………… 219

肉锥怪疾 …………………… 219

足钉怪疮 …………………… 220

走皮趋疮 …………………… 220

热毒湿疮 …………………… 221

咽喉怪症 …………………… 221

血余 ……………………… 221

猫眼睛疮 …………………… 222

肉人 ……………………… 222

唇疮生齿 …………………… 222

祛火丹 ……………………… 223

病症名索引 ……………………………………………………… 224

重极刊串雅内编小引

　　医学渊源古帝，其书满家。经方脉论，各有专门。彪炳后先，几于充栋。独走方铃医自为一科。习是技者，师师口授，教法相承。大率剽窃前贤绪论，以自为盈缩，或夸神授，或诧僧传。方则多本古人，又不能尽通古人之意，故自古无专书，人亦以卖艺者流薄之。其徒众辄挟此訾食江湖，秘其主使方剂，互为标揭。而乡僻城市随遇疗治亦往往奇验，比之世为名医咨骄自大之辈似又胜之。尝读《仓公传》及六朝褚生列传，与近代苏沈所纪，见证处方亦都暗合，可见铃串流传远有端绪，抑亦画山水者，同能不如独胜欤！

　　同里赵恕轩先生纂《串雅》一书，盖尝遇铃医之贤者，不私所得，悉以授之。先生删其眩异繁缛，参以秘笈所藏，归之雅正，勒为成书，其用心亦孔厚矣！咸丰初，为余杭某君刊行，未及流布，遽毁于庚辛之难，人间仅有存者。

　　徐侍郎颂阁先生乙酉春来杭州，从丁氏八千卷楼假归，录副以去。濒行属余刊印，以公同好。因乞吴君平格（庚生）补注，条系于后。平格邃于医，其所注悉有依据，足以增益是书。若剞劂之资则镇洋瞿太守（永嘉）任之。以广医药之一家，不必神其说于龙宫三十方也。

光绪庚寅仲夏仁和许增迈孙识

原 序

　　《周礼》分医为四：有食医、疾医、疡医、兽医。后乃有十三科，而未闻有"走方"之名也。《物原》记岐黄以来有针灸，厥后巫彭制药丸，伊尹创煎药，而未闻有"禁、截"诸法也。晋王叔和纂《脉经》，叙阴阳、内外、辨部候、经络、脏腑之病为最详。金张子和以汗、下、吐三法，风、寒、暑、湿、火、燥六门为医之关键，终未闻有"顶、串"诸名也。有之，自草泽医始，世所谓"走方"是也。人每贱薄之，谓其游食江湖，货药吮舐，迹类丐；挟技劫病，贪利恣睢，心又类盗；剽窃医绪，倡为诡异；败草毒剂，悉曰仙遗；刓涤魇迷，诧为神授。轻浅之症，或可贪天；沉痼之疾，乌能起废？虽然，诚有是焉，亦不可概论也。为问今之乘华轩、繁徒卫者，胥能识症、知脉、辨药，通其元妙者乎？俨然峨高冠，窃虚誉矣！今之游权门、食厚俸者，胥能决生死、达内外、定方剂十全无失者乎？俨然踞高座、侈功德矣！是知笑之为笑，而不知非笑之为笑也。

　　予幼嗜岐黄家言，读书自《灵》《素》《难经》而下，旁及《道藏》《石室》；考穴自《铜人内景图》而下，更及《太素》《奇经》；《伤寒》则仲景之外，遍及《金鞭》《木索》；《本草》则《纲目》之外，远及《海录》《丹房》。有得，辄抄撮忘倦不自知，结习至此，老而靡倦。然闻走方医中有顶、串诸术，操技最神，而奏效甚捷。其徒侣多动色相戒，秘不轻授。诘其所习，大率知其所以，而不知其所以然，鲜有贯通者。以故欲宏览而无由，尝引以为憾。

　　有宗子柏云者，挟是术遍游南北，远近震其名，今且老矣。戊寅航海归，过予谈艺。质其道颇有奥理，不悖于古，而利于今，与寻常摇铃求售者迥异。顾其方，旁涉元禁，琐及游戏，不免夸新斗异，为国医所不道。因录其所授，重加芟订，存其可济于世者，部居别白，都成一编，名之曰

《串雅》。使后之习是术者，不致为庸俗所诋毁，殆亦柏云所心许焉。昔欧阳子暴利几绝，乞药于牛医。李防御治嗽得官，传方于下走，谁谓小道不有可观者欤？亦视其人之善用斯术否也。

乾隆己卯十月既望钱塘赵学敏恕轩撰

凡 例

☆是编写内外二种，首列其要，次及其余。合之则诸法毕备，分之仍各有妙用，弃俗从雅，庶览者得有流别，知所先后，则近道矣。

☆医方必分症类次，兹则从法集方。有一病而诸门俱入者，以其各有治法，故不以类聚，不欲紊其成法也。

☆柏云手抄有《市语宗派神用运技》一卷，言多不经，启后人渔利之私，急为芟削，间采一二入绪论中，以广闻见。

☆顶、串、截为走医三大法，以譬三才也。末流辄妄定成数，有九顶、十三串、七十二截等目，每自夸于人，辄曰：某某得几顶、几串、几截，其法甚秘，云罕有全知者。不知以类统计，宁止区区者。余因尽发其秘，非欲矜己之长，良由济世一端，多多益善也。外有九种、十三根等法，能拔骨髓诸毒，然不肖疡科，每窃以取利，种毒留根，变小成大，实则为利浅而受害深，宁弃而不录。

☆禁法之大莫如水法，次则祝由，兹录其小者，绝扰屏嚣，均无妨于大雅。其有近于巫、觋所为者，概在所摈。

☆方用单行奏功最捷，药有制品取效更神，针灸辅药力所不及也。故列药外百物，又推恩所宜及也。故列医外奇病所以备其法，药戏所以备其趣，皆以神妙用而奏厥功也，因并存之。

☆药品尚真，奚录伪焉？曰：所以著奸也！知其术，始不受其愚，而作伪者更无以巧取厚利，殆犹删诗不去郑、卫之意。矧其中有可用者，若假象皮膏之收口，假乳香之定痛，著效更捷于真，亦方术所不废也。至若蒙汗、麻沸等方，予皆有之而不备录者，恐易以启奸，且已列睡圣整骨诸术矣，何多赘焉！

☆取虫为走医第一要法，而选元尤有起死回生之术。无此二门，则无由见神，故兼存不废。

☆是书初著，尚有灵穴经、奇脉经、灵草经、识症论、变症论及阳取、阴取、隔二、隔三诸法，当另为一编以问世。

☆是书采录得于柏云手抄者十之三，《百草镜》《救生海》者十之三，《养素园》及《江闽方本》者十之三，其一则传于世医者，悉汇而成帙。盖筌蹄由始例得并志焉。

☆丸散云刀圭者，分方寸匕之一准，如梧桐子大也。方寸匕者，作匕正方一寸，抄散取不落为度。五匕者，即今五铢钱边五字者，抄之不落为度。一撮者，四刀圭也（匕即匙也）。

按：恕轩先生原订有内、外二编，凡例所论，总内、外而言之。兹所刊者，惟内编四卷。如水法、祝由、药外、医外、药戏、取虫、选元诸条皆内编所不载。今年正月，从越中藏书家觅得外编，如获拱宝。总次不暇细校，录副仍嘱吴君平格补注，行将以次开雕，以公同好。

光绪庚寅五月望迈孙识

绪　论

负笈行医，周游四方，俗呼为走方。其术肇于扁鹊，华佗继之。故其所传诸法与国医少异，治外以针刺蒸灸胜；治内以顶、串、禁、截胜。取其速验，不计万全也。

手所持器以铁为之，形如环盂，虚其中，置铁丸，周转摇之，名曰虎刺。乃始于李次口。次口，走医也。常行深山，有虎啮刺于口，求李拔之。次口置此器于虎口，为拔其刺。后其术大行，名闻江湖。祖其术者率持此以为识，即名虎刺云。《三才藻异》作虎撑。

手所持药囊曰无且囊，云秦无且所用者。针曰铍针。有小袋曰罗星袋。有小尺曰分脉尺。有药点之镜曰语魅。有马口铁小筒，用以取牙，曰折脆。所作伪药皆曰何兼。市草药曰夹草。持竿布，卖膏药，曰货软。作道妆僧服曰游方。用针曰挑红。用刀曰放红。撮痧曰标印。艾火曰秉离。水调曰填冷。与人治病曰打桩。两人合治曰拢工。共分酬金曰破洞。赚人财帛曰捞爪。脱险曰出洞。如此之类不能悉载，略举一二焉。

走医有三字诀：一曰贱，药物不取贵也；二曰验，以下咽即能祛病也；三曰便，山林僻邑仓猝即有。能守三字之要者，便是此中之杰出者矣。

走医有四验，以坚信流俗：一取牙，二点痣，三祛翳，四捉虫。四者皆凭药力。手法有四要：用针要知补泻，推拿要识虚实，揉拉在缓而不痛，钳取在速而不乱。志欲敖，礼欲恭，语欲大，心欲小。持此勿失，遂踞上流。

药上行者曰顶，下行者曰串，故顶药多吐，串药多泻。顶、串而外，则曰截。截，绝也，使其病截然而止。按此即古汗、吐、下三法也。然有顶中之串，串中之顶，妙用如神，则又不可以常格论也。

药有常用之品，有常弃之品，走医皆收之。病有常见之症，有罕见之症，走医皆习之。故有二难，曰：用药难，识症难。非通乎阴阳，察乎微妙，安能使沉疴顿起，名医拱手？谁谓小道不有可观者欤！然今之煦煦然惟利是求、言伪而辩者，开方则笔似悬槌，临症则目如枯炭，直谓之医奴可耳，此走医之罪人也。

药有异性，不必医皆知之，而走医不可不知。脉有奇经，不必医尽知之，而走医不可不知。用奇乘间，一时之捷径也；得心应手，平日之功用也。古人出则行道，入则读书。盖医学通乎性命，知医则知立命。而一切沴戾不能中之，可以却病延年。否则己身之厄不能免，又焉能救人之危耶！

医本期于济世，能治则治之，不必存贪得之心。近率以医为行业，谓求富者莫如医之一途。于是朋党角立，趋利若鹜，入主出奴，各成门户。在延医者每以病试医，在为医者又以药试病，彼此茫然，迄无成效。幸而偶中，则伪窃标榜。走医之术类聚既非，乡里论道罕见精微，惟各挟一长以遨游逐食，忌则相贼，合则相呼，如雀隼之交，欢屈莫定。有如此者，勿读吾书。

药有最验者曰丹头，即劫剂是也，病除后必不可再用。走医多挟此以博效，人每诧为神奇。病后再求余药，则授以丸药，谓可除余疾也。不知此即药肆中所弃之根渣，不论寒、热、温、和，辄取而锉制为丸，以贱售而贵取，所谓"捞爪"是也。有似此者，勿读吾书。

医者意也，用药不如用意，治有未效，必以意求。苟意入元微，自理有洞解，然后用药无不立验。今则每恃祖方为长技，用而偶验，则留根不除，俟再发而再获也。用而不验，则率用猛毒之药以攻之，所谓下杀手也。在实症或间有转机，而虚损之人不且立毙乎？不知全在平日用心之讲求也。若终岁群居科诨，入市招摇，贪饕沉凶，不知潜心理道者，勿读吾书。

截法中有点金药、拦江网、八面锋。如鲫鱼霜、中分散、截骨移毒皆点金药也。黄鹤丹、青囊丸皆拦江网也。兑金、鲤鲮皆八面锋也。俱不可不知。

走医于内科有变病法，如药腴丸中之用木瓜露以闭溺窍，掩月散中之用鲤脊鳞以遮瞳神，取贝母中之丹龙睛以弛髓脉，剔刺猬中之连环骨以缩骨筋。外科则用白朱砂以种毒，蛇蕈灰以种疮，即九种十三根之类。更有合扁豆膏以留疟，曼陀酒以留癫，甚则醉兽散之可以病牛马，金针丸之可以困花木，种种不仁，愈降愈甚，良由操技不精，欲借此遂其罔利之心耳。此书虽尽删其法，而不能尽绝其传也。故述其大概，使后来者知所免焉。

以上十二条从丁氏八千卷楼所藏抄本补入。所论确有见地，且举其弊而胪列之，足为殷鉴，实不忍使其湮没不传也。

迈孙再识

截药总治门

截是铃医顶、串、截三大治病法之一。截，截绝也，使其病截然而止。截药总治门共十五方，这些方药都用以治疗常见病，只要对症，服之即效，立竿见影，也是铃医随身所带之品。

黄鹤丹

朱衣翁在黄鹤楼所授，故名。

香附一斤 黄连半斤

洗晒为末，水糊丸，如梧子大。如外感葱姜汤下，内伤米汤下，气病木香汤下（或沉香或木香随时酌用），血病酒下，痰病姜汤下，火病白滚汤下，余可类推。

定乾按：选上好粗壮香附，炒至半熟，晒干；黄连以峨嵋产为上。共研粉，水和丸备用。香附味辛、微苦、微甘，性平，疏肝解郁，理气宽中；黄连味苦，性寒，清热燥湿，泻火解毒。香附芳香理气有推陈出新之力，黄连为清热泻火之最，两药相合能升能降，共奏行气解郁、清火散结之功。

外感，用葱姜汤送下，能发散风寒，透邪外出；内伤，用米汤送下，能健脾和胃；气滞，用木香或沉香汤送下，可促进气机升降；瘀血，用无灰酒（即酿酒时不放石灰或碱的黄酒，民间自酿多不放此二者）或黄酒亦可，能增强活血祛瘀之力；寒痰，用生姜汤送下，可促使温化；热病，用白开水送下，可加强泄热降火之力；黄疸，茵陈或荷包草煎汤送下即效。病有百种难以细说，凡胁痛臌胀、呕吐吞酸、腹痛泄泻、痞满、黄疸等症，都可用黄鹤丹治疗。

青囊丸

邵应节真人母病，方士所授。

香附（略炒），一斤　乌药（略泡），五两三钱

为末，水醋煮，面糊为丸。随症用引，如头痛茶下，痰气姜汤下，血病酒下之类。

飞霞子韩懋（音"茂"）昔游方，外治百病，男用黄鹤丹，女用青囊丸，此二方乃游方之祖方也。

庚生按：编中所载各方，用之得宜，奏效自捷。然须详审病人体质之虚实，症之寒热，慎勿妄投致误。

定乾按：采秋后香附，选肥大块根，略炒。香附主治肝郁气滞之胸胁胀痛、疝气疼痛、乳房胀痛、月经不调、经闭、痛经等症，故有"气病之总司，女科之主帅"的说法。乌药（台乌药）取浙江天台山最好，其味辛，性温，有行气止痛、温肾散寒之功效。两药共研细末，以陈醋和丸。

青囊丸主要用于治疗妇科疾病，如闭经，用凌霄花煎汤送下；痛经，用益母草煎汤送下；乳房、小肠疝气胀痛，用橘核汤送下；少腹疼痛，用木香汤送下；月经色黑、块多，用热黄酒送下。凡虚寒证都可治疗。故有男用黄鹤丹，女用青囊丸之说。二方为铃医通治方（即霸道之药），铃医称之为拦江网（切口），意思是"横江置网，一网打尽"。二方在临床运用时须结合引药提高治疗效果。

黄鹤丹、青囊丸两方出于明朝走医先辈韩懋。韩懋字天爵，号飞霞子，当时就用二方通治百病。引药也是二方取效之关键。学者须通药性，如此才能百战百胜。

鲤鲮丸

治一切无名肿毒，治瘰疬尤效。

归尾五钱　大黄　荆芥　桔梗　乳香（炙）　没药（炙）各二钱　黄芩　连翘各三钱　防风　羌活各二钱五分　全蝎一钱　蝉蜕二十个，去头　僵蚕二十五条　牛皮胶一两（土炒）

雄黄七分　金头蜈蚣四条，去头足，分作四样法制：一条用姜汁搽焙干，一条用香油搽焙干，一条用醋搽焙干，一条用酥搽炙　再用穿山甲四两，亦作四制：一两用红花五钱，煎汤煮焙干；一两用牙皂五钱，煎汤煮焙干；一两用紫草节五钱，煎汤煮焙干；一两用苏木五钱，煎汤煮焙干

上药共为细末，用真米醋打糊为丸，每丸重一钱二分；朱砂一钱五分，共为衣。瓷瓶收贮，内用麝香五分，以养之。每服一丸，滚酒送下。未成内消，已成出脓，神效异常。

定乾按：鲤鲮丸是铃医的外科通治方（霸气之药），内服、外用均可，其药物炮制工序不可缺少。穿山甲又名鲤鲮，在锅中用清水河砂炒热直到发胖后才能有效，不可以用生甲片。穿山甲四两分别以上法四制后焙干；雄黄要用石臼捣碎研细末后水飞（加水同研，研至无声，药浆浮于上面即可），切忌火煅（煅后即能煅出砒霜）或铁器打磨，以免升温后产生毒素中毒；朱砂用石臼捣碎后用磁石吸去铁成分的杂质，研细末后水飞，忌火煅（火煅即出水银）或铁器打磨，以免升温后产生毒素中毒；金头蜈蚣必须要用四条野生的，去头足后分四种方法炮制，分别以姜汁、香油（麻油）、陈醋、酥油（牛、羊奶中提炼出的脂肪）搽遍后用炭火焙干。诸药共研成细末，以米醋调和为丸，朱砂为衣，阴干，瓷瓶密封贮存，内用麝香养之。

鲤鲮丸具有活血化瘀、养血和营、祛风化痰、解毒止痛、消肿散结、排脓消疮的功效，用热无灰酒送下，疗效显著。瘰疬（淋巴结肿大）、石瘿（甲状腺癌）、瘤岩（癌）、癥瘕、疔疮痈疽及无名肿毒等病人服之神效。

蜜犀丸

治半身不遂，口眼㖞斜，语言不利，小儿惊风抽搐等症。

槐花（炒）四两　当归　川乌　元参（炒）各二两　麻黄　茯苓（乳拌）防风　薄荷　甘草各一两　猪牙皂角（去皮弦子，炒）五钱　冰片五分（另研）

先以前十味研细末，后入冰片和匀，蜜丸樱桃大，每服一丸，小儿减半，细嚼清茶送下。

庚生按：小儿惊风，有急慢之别，二者判若天渊，古今方书每混合不分。殊不知急惊属火、属痰、属实者多，慢惊属风（脾虚生风）、属寒、属

虚者多。此方内有川乌、牙皂、麻黄、冰片诸品，辛燥升散，开窍祛风，投之急惊，恐小儿稚阴稚阳难禁耗散，惟内有实火实痰者，尚可无害，倘误施之慢惊脾虚生风之症，恐下咽立毙矣，慎之慎之！

定乾按：方中重用槐花清肝泻火；生川乌、麻黄、防风、薄荷祛风散寒，通络止痛；因祛风之药多散多燥，故以当归养血活血、元参滋阴凉血制之；猪牙皂角、冰片祛痰醒神，开窍通闭；后用茯苓渗湿健脾，甘草调和诸药。上药共研细末，用蜂蜜调和为丸。

蜜犀丸是铃医治疗中风（脑梗死、脑出血）最为霸道之药。余知道一位前辈善用此丸。凡遇突然昏仆、半身不遂、口眼㖞斜、语言不利、肢体麻木者，速取一丸用凉开水加冰片化开，将病人嘴巴撬开灌下即醒。凡小儿惊风引起的高热抽搐、角弓反张等症，按年龄比例（吃奶的婴儿用四分之一，稍大一点用三分之一或半粒）用清茶把药丸化开灌下即止。

普济丹

治一切瘟疫、时气、恶寒发热、昏迷头痛等症。

制大黄一两五钱　生大黄一两五钱　僵蚕三两

生姜汁捣糊为丸，重九分、七分、五分，凡三等。遇瘟疫时症，取无根井花水（即平旦井中取起第一汲之水）服之，视病患之老幼强弱，为多寡之准。

定乾按：瘟疫是感受疫、疠、戾之邪气发生的多种强烈的急性传染病；时气又名时行病，指感受四时不正之气所致的具有强烈传染性的疾病，如流行性感冒、黄疸、痢疾等；恶寒发热即伤寒、感冒等；昏迷头痛，乃疫毒疠气上攻头部所致之症。

方中用生大黄、制大黄（酒制）解毒祛邪，僵蚕祛风散邪，姜汁调和诸药，又能防止大黄攻伐太过，损伤脾胃；井花水即清晨第一个人从井里打出的上层之水，因其将所受天地精华之气浮结于水面，故称井花水。

此丹有清热解毒、辟秽祛浊之功，不但可以治疗疠气瘟疫，而且用于湿热痢、疫毒痢、腹胀欲吐或误中山岚瘴气、虫毒等病。本丹方简药验，又有普遍济助百姓之意而取名普济丹，是铃医的治痢疾通治方。

蓬莱丸

治男妇老幼一切感冒、瘟疫时症。

苍术八两（米泔浸透，陈壁土炒） 半夏（姜汁制） 柴胡 黄芩 厚朴（姜汁炒） 广皮 枳实（炒） 羌活 苏叶 木通各四两 山楂（炒） 莱菔子（炒）各六两

上药共为末，鲜荷叶煎汤，和药晒干，加神曲六两，打糊为丸，重三钱。朱砂五钱、雄黄一两，研末为衣。头痛寒热，葱姜汤下；咳嗽痰喘，姜汁汤下；中暑，香薷扁豆汤下；疟疾，姜汁冲服；红白痢，木香槟榔汤下；霍乱吐泻，藿香砂仁汤下；腹痛水泻，赤芍车前子汤下；饱闷，陈皮木香汤下；不服水土，广藿香汤下；山岚瘴气，蛊毒虫积，槟榔汤下；不识病源诸症，白滚水下。大人一丸，小儿孕妇及吐血虚损人半丸，服药后忌食生冷面食。

定乾按：蓬莱丸专治男妇老幼一切感冒、瘟疫时症。方中苍术、厚朴、广皮降气除满，辟秽化浊；羌活、苏叶解表散寒；黄芩、柴胡升阳达表，退热和营；半夏、神曲、莱菔子、山楂、枳实消食化滞，降逆止呕；木通导热利尿使瘟邪瘴毒排出体外；雄黄、朱砂二药必须按鲤鲮丸方制；用鲜荷叶清心解暑之功来调和，能使诸药温而不燥。

苍术用淘米水浸透后略晒，陈壁土（老房泥墙之土）或用麸皮炒，能缓和燥烈之性；半夏用姜汁制后，可缓和其辛辣之性，减轻对舌头、咽喉的刺激，又能增强和胃止呕的功效。

蓬莱丸为走医通治方之一，虽药物平常，但用即如神。除上症外，凡属阳虚、湿重、气滞者都可服之。阴虚火旺之人慎用。引药、禁忌是关键。

发汗散（附 椒杏丸）

此路途救急神方，专治一切感冒风寒，行旅之人如能备带，随时施济，功劳莫大。

绿豆粉　麻黄（去根节）　甘草

各等分，为极细末，用无根水半茶杯调服一钱，即时汗出自愈。

庚生按：此古方诸葛解甲散也，加入甘草一味，更为妥善。惟服时须量强弱加减，壮者钱半，次者一钱，十岁以下用五六分，不用盖被，其汗立出，然不及椒杏丸方，尤为平和。方列后：杏仁三十一粒，白胡椒三十一粒，共捣为末，生姜汁为丸，握手中一时，自然汗出，伤寒用此，于虚损人尤宜。

定乾按：麻黄去节能增强发汗之力，因其根节可止汗；绿豆粉有清热、解毒、祛火之功效；甘草清热解毒，调和诸药；无根水，也叫天水，泛指天上落下的水，如雨、雪、霜、露等，下雨时用木桶或陶器接住即可，咸平无毒，内服禀升发之气，外用可调制解毒消肿之药。三药合用有祛风散寒、解毒发汗之功效，故服之即效。

治风寒感冒，另有验方益升散更捷。益升散方：细辛研细粉，大人三分，小人一分，温水调服立解。

松梅丸

健阳补中，强筋润肌，大能益人。

用松脂，以长流水、桑柴火煮，拔三次。再以桑灰淋汁，煮七次，扯拔七次。再以好酒煮二次，仍用长流水煮二次，以色白味不苦为度。每一斤入熟地黄末十两，乌梅末六两，蜜丸如梧子大。每服二三钱，空心盐米汤下。

定乾按：松脂隔水蒸化后用棕榈片或筛网过滤去杂质，长流水（山泉水最好）用桑柴烧开，煮软松脂后拔拉三次。再用长流水烧开淋桑柴灰，澄清后取汁煮七次，扯拔七次，又用无灰酒煮二次，最后用长流水再煮二次，以松脂色白质脆不苦为度。加熟地、乌梅以蜂蜜和丸，阴干，瓷瓶贮存放阴凉处保存备用。切不可放热处以免松香化开不能服用。

松梅丸有补肾壮阳、补血养阴、填精益髓的功效，是不可多得的保健丸药，常年服用有强筋壮骨、延年益寿的功效。

仙桃丸

治手足麻痹，或瘫痪疼痛，腰膝痹痛，或打仆伤损，闪肭痛不可忍。

生川乌（不去皮）五灵脂各四两 威灵仙五两

洗晒为末，酒糊丸如梧子大，每服七丸至十丸，盐汤下。忌饮茶，此药常服，其效如神。

庚生按：此即古方乌龙丹，以威灵仙易麝香耳。风痹诸症，虚实参半不可不慎，如治跌仆伤闪及有风邪、有瘀血者为宜，然亦不可多服久服。

定乾按：仙桃丸是铃医治疗跌仆内伤，左瘫右痪，风寒湿痹及手足麻木的仙药。方中要按原方配伍用生川乌，不可以用制川乌代替，生川乌有大毒，搜风入骨、散寒通络之力强，但要慎用；威灵仙能通十二经脉及奇经八脉；五灵脂能散尽内伤瘀血，止痛效果非凡；妙在用无灰酒和丸，增强活血通络之功效。

此丸药有毒，须按身体虚实服用，在一定剂量范围内有病治病，无病则能健身，能饮酒者用黄酒送下，忌酒者用淡盐汤送下，服药期间须忌喝茶，如出现口舌、四肢及全身麻木、脉搏减缓的现象，那就是中毒，迅速用绿豆汤或生黄豆、黑豆磨浆服下即解。常服此丸则健步如飞，身轻若仙，如同吃了仙桃，故名"仙桃丸"。

余粮丸

治肿胀并脱力劳伤。

皂矾八两（用红醋二茶杯煅至红色，放地上出火毒）余粮石四两（醋煅七次）砂仁四钱（姜汁炒）白豆蔻四钱（炒）厚朴四钱（炒）广皮三钱 干漆一两（炒以烟尽为度）白芷二钱 铁梗茵陈五钱 海金沙一钱 川贝二钱 益母草一钱 广木香二钱 地骨皮二钱

各为细末，以黑枣捣烂为丸。如缓症日服七分，夜服八分；重症每服

二三钱，以好酒下之。

此方并治男妇反胃，噎膈腹痛，小儿喜吃泥土、生米等物，及积年黄疸诸症。极重者服至六两必能痊愈。孕妇忌服。此药服后终生忌食河豚、荞麦。虚损之人忌用。

定乾按：此肿胀多是脾阳不振和湿邪内盛，致使肢体困倦沉重，肢体浮肿。此脱力（脱力黄）系阴黄症；劳伤即内伤，多因劳力过度、劳神过度或房劳过度所致。

皂矾性燥，入脾经能燥湿利水，入血分能补血疗虚，余多用于贫血或血小板减少等症，疗效非凡。取净皂矾打碎置耐火容器内，加入陈米醋（配成百分之二十的浓度），盖好，置炉火上武火加热，待皂矾溶解后搅拌均匀，继续煅至汁尽，至全部呈绛色，取出放泥地上出火毒即可。余粮石砸成碎块，用木炭煅至红透后蘸醋，须醋煅七次。此药不可小视，余常用于治疗久泻久痢、大便出血、崩漏带下等，每收奇功。干漆砸成小块，置锅中炒至焦枯黑烟尽，取出，放地上出火毒，研细末装胶囊。余将之用于瘀血经闭、癥瘕积聚、虫积腹痛等，服之即效。三药合剩余的药以黑枣泥捣匀和丸备用。

余粮丸是铃医通治方，专治阴黄（贫血或血小板减少）阳黄、痞满积聚、呕吐噎膈、胁痛腹痛等，疗效如神。服药后禁忌必须遵守，否则即返。

八仙丹

治小儿百病。此方以巴霜为君，体质热者勿服。

巴霜一钱　朱砂五分　郁金五分　乳香二分　没药三分　沉香五分　木香四分　雄黄六分

上药为末，滴水为丸，如粟米大，每服二三丸。惊痫抽搐，赤金汤下；潮热变蒸，灯心汤下；伤风伤寒，姜汤下；痰涎壅塞，姜汁竹沥汤下；食积肚痛，山楂麦芽汤下；痢疾泄泻，姜汁冲开水下。

定乾按：八仙丹主治小儿百病，无不应手而除。巴豆去壳取肉研碎，用粗纸裹城砖加压去油，或用熨斗加热、粗纸裹加压去油，反复换纸裹压至油尽。雄黄、朱砂二药必须按鲤鲮丸方制。乳香、没药放瓦罐中加热炒至尽油。合余药研细末为丸备用。

小儿惊痫抽搐用赤金汤（可用金戒指等金首饰代煎），金有镇惊痫、安魂魄、坚骨髓、利五脏的功效，故送下即愈；潮热变蒸（骨蒸）用灯心即灯心草煎汤送下，因灯心草能清心火、利小便，故服下立效。此丹药宏力猛，须点到为止，切不可以多服以免损伤正气。

花蕊石散

治一切金刃箭镞伤及打仆伤损，狗咬至死者，急以后药掺伤处。其血化为黄水，再掺便活，更不疼痛。如内损血入脏腑，煎童便入酒少许，热调后药一钱，服之立效。牲畜抵伤肠出不损者，急纳入用桑皮线缝之，掺药血止立活。妇人产后败血不尽，血晕，恶血奔心，胎死腹中，胎衣不下致死，但心头温暖者，急以童便调服一钱，取下恶物如猪肝，终身不患血风血气，若膈上有血化为黄水，实时吐出，或随小便出，甚效。

硫黄四两　蕊石一两

并为末，拌匀，用瓦罐盛之，泥封口焙干，安西方砖上，砖上书八卦五行字，用炭十六两簇匝，从巳午时自下生火，煅至炭消，冷定取出，为细末，瓷瓶收用。

定乾按：硫黄、化蕊石二药共捣碎拌匀，用耐火瓦罐或阳城罐装好，罐口用粗碗盖上，并用水、盐、泥调和封口。安西方（以住房为中心）砖上，砖上画后天八卦图，标五行方位：乾、兑为金，坤、艮为土，震、巽为木，坎为水，离为火（如下图）。须沐浴净身，用木炭一斤围簇瓦罐，巳午时之间（9时至13时）点火，煅炼至炭消尽，冷后取出放地上出火毒，研细末装瓷瓶贮存备用。

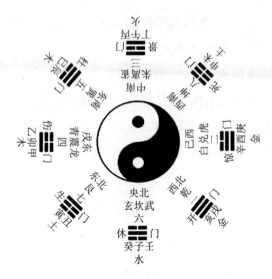

后天八卦图

花蕊石散是铃医伤科止血圣药，随身所带，不可缺少。无论金刃刀伤、跌打伤损、狗咬还是牲畜抵伤出血者，速用此药掺伤处，即效。无论内伤还是妇科出血，用童便（吃母乳的男婴的小便）调服立效。

紫阳真君塞鼻丹

沉香乳没四味香，牙皂荜茇大良姜。

官桂细辛各等分，巴豆川乌好麝香。

又加雄黄朱砂等，血竭硇砂共裹裹。

丸作一粒指头大，呼吸鼻气病离床。

心疼肚痛塞鼻孔，臌胀痧气不须忙。

水泻痢疾时间住，牙痛见了笑一场。

赤白痢下俱痊可，浑身疼痛即安康。

紫阳真君无虚语，妙药传世普八方。

若将一粒随身带，途中有病亦无妨。

定乾按：紫阳真君塞鼻丹，是北宋紫阳真人张伯端所创。张伯端（983—1082年），道教南宗初祖，天文地理、医卜星相、内丹外丹无不精通。

丹方中沉香、木香、乳香、没药、牙皂、荜茇、良姜、官桂、细辛各五钱，巴豆、川乌、麝香、雄黄、朱砂各一钱，血竭、硇砂各二钱。上药各研细末和丸阴干蜡封，装瓷瓶贮存备用。此是仙丹，可随身带着，遇到心腹疼痛、臌胀疝气、水泄痢疾、赤白痢下、牙痛、浑身疼痛，塞鼻中立效，可反复使用。

神仙太乙膏

治一切痈疽、疮毒已成未溃者，如治发背，先以温水洗净，软绢拭干，将膏用红布摊贴。

如治瘰疬，用盐汤洗净摊贴；风赤眼，捏作小饼贴太阳穴；腰膝疼痛，贴患处；妇人经脉不通腹痛，贴脐口；一切疥疮，用麻油煎滚和膏涂之；虎犬蛇蝎伤、刀斧伤，亦贴患处。

元参　白芷　当归　赤芍　肉桂　大黄　生地各一两　麻油二斤

入铜锅内，煎至黑，滤去渣，入黄丹十二两，再煎成滴水，手捻软硬得中，即成膏矣。肿毒跌仆疼痛，加乳香、没药。煎油时，应加槐桃桑柳嫩枝各一两。

附制丹法：黄丹先炒紫色，倾入缸内，用滚水一桶泡之，再汲凉水满缸，用棒常搅，浸一宿，去水，再炒如前二次，研令极细，用甘草二两，薄荷、防风、红花各五钱，同煎收干尤妙。

定乾按：神仙太乙膏是铃医通治膏药之一。凡痈疽、疮毒已成未溃者用膏药贴之即散，已溃者用盐水洗患处后贴之自愈。治瘰疬先用毫针从中间刺透，再从左右刺透成米字形，用膏药贴之几日自散。风火赤眼，用油膏捏作小饼贴太阳穴处，次日即愈。腰膝疼痛，局部放血再贴上膏药，即日便轻。妇女痛经，将膏药贴肚脐上，疼痛立减。疥疮，将膏药用麻油稀释后涂上神效。无论金刃刀伤、跌打损伤、狗咬蛇伤，将膏药贴患处即效。种种好处一言难尽。此膏药简，效佳力宏，诸症无不应手而除。

诸药先用麻油浸泡两日后，入铜锅内煎至油成黑色，滤去药渣加入黄丹（用上法先炒好），煎至滴水成珠，倒入瓷瓶内密封盖住备用。用时油膏放红布上摊均匀即可，此膏可反复使用。

人龙丸

人龙二十一条　熟地五钱（蒸透）　川连六分（炒研末）　莱菔子一钱五分（研末）　大红枣三十枚　藕粉一两五钱

上药先将人龙用真童便洗净，勿破，用阴阳瓦焙干，研末。红枣于饭锅上蒸熟，去皮核，将人龙、川连、莱菔子、藕粉共研细末，以熟地、红枣同捣烂，糊丸如梧子大。初服七丸，开水吞下，逐日加二丸，加至廿一丸止，不得再加。一料服毕，诸病自愈。

按：此方见毛达可《济世养生集》。屡用获效，诚妙方也。

定乾按：人龙（蛔虫）用男婴的小便冲洗干净，不可以把虫弄破。阴阳瓦又名小青瓦、蝴蝶瓦，是一种弧形瓦，仰为阴，俯为阳，故名。此瓦耐火性能极好，人龙放瓦上，置火上焙干，加诸药同研细末，再放入熟地、红枣同捣揉搓成丸晒干备用。

人龙丸主治：积聚臌胀、腹胀腹痛、食积呕吐、肠燥便秘、小儿厌食疳积等症。

截药内治门

截药内治门共七十五方，是铃医治疗各种内科常见病，如头痛、失眠、痿证、痰瘀、癫痫、瘟疫、疟疾、小儿麻痘等的主要方药，效果显著；并附有笔者几十年来药简价廉、效如桴鼓的验方。

治伤寒结胸

瓜蒌一枚（槌碎），入甘草一钱，同煎服之。

食结在胸，非大黄、芒硝、枳壳、槟榔、厚朴之类所能祛逐，必得瓜蒌始得陷之。入于脾中尤恐其过于泄也，少加甘草以留之，且得甘草之和，不至十分推荡，此变症而用变法，胜于用正也。

定乾按：伤寒结胸多因邪气内结，临床表现有从心窝到少腹硬满而痛，拒按，大便秘结，口舌干燥而渴，午后稍有潮热，脉沉结等。

方中瓜蒌能清热化痰，宽胸散结，润肠通便；甘草补脾益气，祛痰止咳，调和诸药。二药合一，可泄热开结，豁痰利便，则结胸自散而愈。

掣虐

黄丹五钱（生用） 白明矾三钱（生用） 胡椒一钱五分（为末） 麝香半分

上药各为末。临发时对太阳坐定，将好米醋调药，男左女右敷于手掌心，外加绢帕紧扎，待药力热方可行走，以出汗为度。如阴天则以火炉烘脚。此药一料能治三人，年老身弱畏服药者，以此治之。

定乾按：疟疾之邪侵入人体之后，伏藏于半表半里，出入营卫之间，邪正交争，则疟病发作，疟邪伏藏，则发作休止。疟邪久留，屡发不已，气血耗伤，不时寒热，可成为遇劳即发的劳疟；久疟不愈，气血瘀滞，痰浊凝结，壅阻于左胁下则形成疟母。

黄丹，别名铅丹、广丹、东丹，是用铅、硫黄、硝石等合炼而成的，有毒。外用：拔毒生肌，杀虫止痒；内服：坠痰镇惊，攻毒截疟。外科膏药很多用黄丹收膏。此药是铃医不可缺少的常用之药。上药分开研细末。

病人发病前面对太阳坐稳，按以上方法治疗，可在手上敷药外面加温熨烫，增加热量促使尽快出汗，汗出即截，如同手拿，故名挈虐，"挈"同"拿"。此法主要针对年老体弱而怕服药之人。

宣木散

专散肝木中之火，肝火既达，则诸经之火尽散。

白芍三钱　柴胡二钱　丹皮二钱　元参三钱　麦冬三钱　荆芥三钱　生地三钱　栀子三钱（炒）　防风一钱　天花粉二钱

水煎服。

定乾按：肝为风木之脏，主疏泄而藏血，其气升发，喜条达而恶抑郁，因其变化复杂多端，每易形成肝气抑郁，郁久化火，肝火上炎等症。

宣木散以柴胡、白芍疏肝柔肝；栀子、丹皮、天花粉泻火清热；麦冬、生地、元参滋阴增液；荆芥、防风解表透邪。此方配伍得体，可使邪热郁火向外透散，以达宣畅疏肝，养阴泻火之功。因肝属木故名"宣木散"。

余多用此方治疗肝火上炎引起的头晕胀痛、面红、目赤肿痛、急躁易怒、心烦不眠或多梦、口苦口干、便秘、尿短黄等症。每次收功非凡。

辟瘟丹

苍术为君，须加倍用，其余羌活、独活、白芷、香附、大黄、甘松、山柰、赤箭、雄黄各等分，为细末，面糊丸如弹子大，黄丹为衣，晒干焚之，可辟时气。

定乾按：赤箭即天麻；现在雄黄多假（以红砖粉冒充），须用此法验之：取末滚沾香上焚烧，烟黄者货真。诸药研细末和丸，晒干备用。点燃焚烧即香气四散，除秽防疫。

另有辟瘟散，药贱味香，与其谐美。苍术、白芷、山柰各等份研细末，每逢阴霾、潮湿、梅雨季节，焚之辟秽。

截头风

治偏正头风，百药不效，一服便愈，此天下第一方也。

香白芷二两五钱（炒） 川芎（炒） 甘草（炒） 川乌头（半生半熟）以上各一两

上药为末，每服一钱，细茶薄荷汤调下。薄荷不得过分。

定乾按：头风病是一种以慢性阵发性头痛为主要临床表现的疾病，该病病程较长、缠绵难愈、易于复发。多由风寒之邪侵入头部，或痰浊阻滞，以致气血壅滞阻遏经络，而出现冷痛、灼痛、胀痛、重痛、刺痛或痛如斧劈等症状。

此方药简价廉，是铃医治疗头痛且霸气十足的"天下第一药"。白芷、川芎行气祛风，活血止痛；川乌辛热大毒，祛风除湿，温经止痛；甘草缓急止痛，调和诸药。研细末。余治疗偏正头风痛将此药用细茶（炒青雨前茶）或薄荷汤送下；痰浊昏蒙，用石菖蒲煎汤送下；血瘀头痛，用黄酒送下；灼痛，用开水送下。配药时必须要用最好的药，尤其是川乌头，分量要标准。服药时从小剂量开始，切不可贪功求快而增加药量，以免中毒。

治头痛

兼治脑疼。

川芎一两 沙参一两 蔓荆子二钱 细辛五分

水两碗，煎八分，加黄酒半碗调匀，早晨服之。一剂之后永不复发。

定乾按：此头痛是因感受风邪、寒邪和湿邪，致使头部脉络瘀阻，清窍不利所引起的疼痛。脑痛多是痰浊、瘀血所致。方中重用川芎，是因川芎能横行利窍，使血气流行，可上行于头目、下行于血海，对风寒入络所致的血瘀头痛，有着举足轻重的作用，遵循"治风先治血，血行风自灭"的法则。余多用一半水一半无灰酒煎服，症状严重的合截头痛方治疗，功效倍增。

鹤顶丹

治痰气结胸，不问阴阳虚实，较胜陷胸、泻心等药。

银朱五钱　明矾一两

同研，以熨斗盛火，以瓦盛药，熔化，急刮下，搓丸。每服一钱，细茶入姜汁少许服之。心上隐隐有声，结胸自散，不动脏腑，不伤真气。明矾化痰，银朱破积故也。

定乾按：痰热结胸证是由湿痰上泛，壅滞中都，痰随火升，搏结于胸脘所致。以身热、胸脘痞闷、按之疼痛、苔黄滑等为辨证要点。

银朱（水银、硫黄煅炼升华而制成的硫化汞）、明矾二药都是药效极佳的祛痰药。同研末入陶罐，炭火上熔化后，刮下来乘热迅速搓成丸，凉后则发硬难搓，阴干瓷瓶贮存备用。细茶即炒青雨前茶，也就是谷雨前采摘的鲜茶叶，经过红锅杀青后，加工制成的茶叶。用热细茶加点姜汁送下，待胸口隐隐有声时，则痰化气降，结胸即散而愈。病去药止，切勿过量，以免中毒。

痰火神方

牛黄　朱砂各一分　冰片五厘　麝香三厘

将虾蟆取胆，和前四味为末，碾细，将病人舌尖刺破，用药点上，其痰即时下行。

定乾按：此系痰火扰心证。多由精神刺激，思虑郁怒，气郁化火，炼液为痰，痰火内盛，上扰心神而致，可见神志失常，言语错乱，甚至狂躁妄动，舌尖红苔黄腻，脉滑数等。或由外感热邪，热灼液熬为痰，热痰内扰所引起，可见神志错乱，躁狂谵语，面红目赤，痰黄稠黏，喉间痰鸣，舌红苔黄腻，脉滑数等。

方中麝香、牛黄、朱砂、冰片（梅花冰片）奇缺名贵，药市流通者多假或为人工合成，有失原方本色，故用之无效。上药共碾细末加虾蟆胆（蛙科动物泽蛙）调匀，将病人舌尖刺破点上，即能使痰消、火降、神醒而病愈。

铃医前辈多用此法治疗痰火引起的各种神志病如痰厥惊痫、痰迷心窍等症。因"心开窍于舌"，故点之即愈，神方也。

时行痰嗽

致面目浮肿，终夕不寐。

蚌粉少加青黛，用淡齑水，滴麻油数点，调服三钱。

庚生按：此即古方蛤利散之类。然用不得法，每易作呕，致药难下咽，不如用蛤利散为便。方用蛤利壳三四两，洗净炭火煅焙，不可过性，以烧出气味炸响为度，取出放地上出火毒，研细收存。如遇痰火喘咳之症，取一两分为三服，少吃晚饭，先用稀面和调，捏成丸如黄豆大，用开水将丸两三口吞下，旋丸旋吞，不可放干，药才下咽，痰即下行。此神方也。

定乾按：时行痰嗽多因时邪外袭，致肺气不利，生痰作嗽，久咳不已，肺失宣降，而面目浮肿，甚至整夜不能入睡。

蚌粉为珠蚌科无齿蚌属的壳用炭火煅后研成细末者，加青黛即黛蛤散。此方是铃医治疗咳喘痰饮、顽痰热痰的不传之法。引药淡齑水（即雪里蕻经盐腌制后所出的水，越陈越好）加麻油是本方取效关键，能增强清热利水、化痰定喘功效。余单用淡齑水（太咸加点凉开水）治疗肺癌及各种咳嗽，每次均能取得较好的疗效。

保灵丹

治虫蛊诸毒，并解一切药毒。

大山豆根五钱 雄黄一两 朱砂一两（研细） 黄药子 黄丹 麝香 斑蝥（去头

足）各二钱五分 糯米半升（炒黄） 川巴豆（肥者取肉不去油）二钱五分 续随子（生杵研末）

二钱五分 赤蜈蚣二条（一生一炙）

上药入乳钵研细末，和匀，端午重阳腊日修合，宜避妇人及鸡犬。用糯米汤和丸如龙眼核大，阴干，瓷瓶收贮。每一丸，细茶吞服，不得嚼破，须臾毒物即下。药丸凝血并下，以水洗净，仍可用，每丸可救三人。

定乾按：此虫蛊系蛊毒，是一种通过喂养毒虫而制作的害人的巫术，凡中者不出三十日，必死。中毒后，额焦、口腥、神昏、性躁、目见邪鬼形、耳闻邪鬼声、如犯大罪、如遇恶敌，其生不如死，便会产生自尽的念头。

保灵丹是专治蛊毒的仙药，听师父讲清朝时有一师祖，专治蛊而名声在外，他就是以此丹治疗蛊毒的。此丹制作烦琐，合药前沐浴净身，焚香祭拜祖师。须端午、重阳、腊八这三日密室中修合，切忌妇人及鸡犬牲畜闯入。方中大多是虎狼之药，尤其是雄黄、朱砂、黄丹、斑蝥、巴豆，故服用时切不可嚼碎以免刺激咽喉，造成起疱出血。此方入胃肠后即能泻下脓血，则蛊毒即解。此丹又能解砒霜等金石之药中毒。丹药在用后即在肠道里溶解了，没有整粒丹药排出，不可再用。

交感丹

治一切名利失意，抑郁烦恼，七情所伤，不思饮食，面黄形羸，胸膈诸症，极有神效。

香附二斤（用瓦器炒令黄色取净末一斤） 茯神（去皮）四两

上为细末，蜜丸如弹子大，每服一丸，空腹细嚼，白滚汤或降气汤下。

附降气汤方：香附五钱，如前法制，加茯神二两，炙甘草一两五钱，为末，点沸汤服前药。

庚生按：此方《医书汇参》中有之。香附用一斤，以长流水浸三日，擦去毛，以姜汁、童便、陈酒、米醋四物，各炒一次焙干，加茯神四两，研细末和匀，蜜丸如弹子大。香附不可近铁器。以上两药分量既配，制法亦佳，较胜于前方也。

定乾按：交感丸余师门都用四制香附。一制香附以盐水浸、二制童便浸、三制陈酒浸、四制米醋浸，每浸一次饱和后，备晒一下即炒干，共四浸四制故称。四制香附能增强疏肝解郁、理气宽中之功。茯神必须用野生采来的，因宁心安神、健脾利湿功能更好，去皮晒干。二药要用石臼捣细末，忌铁器。用蜂蜜和成丸，阴干瓷瓶贮存备用。此丹药主要是治疗情志不遂或精神受到刺激所致的病患，如抑郁症、精神分裂症等，效果确实非凡。余还将本方用于治疗胸腹满闷、胁肋胀痛、情志不舒、失眠多梦等，每收奇功。

治尸厥

凡见鬼者兼治之。

苍术三两（切片）

水六碗煎成三碗，灌之，吐后即愈。

定乾按：尸厥俗谓中邪，见鬼。《医林绳墨·厥》中云："谓尸厥之证，系元本空虚，及入庙堂冢墓，心觉惊闪，偶尔中恶之气，冒感卒然，手足冰冷，肌肤粟起，头面青黑，精神不守，错言妄语，牙关紧急，不知人事，卒然而中。"苍术气味浓厚，燥湿化痰，芳香辟秽，胜四时不正之气，能驱除秽浊恶气，故可治之。

独步散

治心脾气痛，凡人胸膛软处痛者，由于气与寒结，或致终身子母相传，俗名心气痛，其实非也。乃胃脘有滞，以此治之立愈。

香附（米醋浸，略炒为末）高良姜（酒洗七次，略炒）

俱各封收。因寒者，姜二钱，附一钱；因气者，附二钱，姜一钱；因气与寒者，各等分，和匀，熟米汤入姜汁一匙，盐一捻，调服立止。不过七八次，可除根矣。

定乾按：独步散为铃医治疗气滞胃脘不可少的良药，以药贱效验、天下独步故称。香附用四制者效更好，高良姜用无灰酒浸泡一次炒一次，共七次。二者各自分开研细末，分清寒热分量服用效佳，等份也可以，用熟米汤滋养胃阴，姜汁暖胃降气，食盐调和脏腑作引药称为一绝，服下疼痛立止，服之根除为止。

膈气暂开关方

荔枝一个（去核），将蜒蚰一条，放在荔枝肉内，加冰片三四厘，掺在蜒蚰上，即将荔枝肉裹好，仍放在壳内扎紧，令病患含在口内。有冷涎水渗出，可徐徐咽下，俟一时许蜒蚰已化，无水渗出，令病患连壳吐出。只服一次可以立进饮食，但不可令病患知之，恐有嫌秽，不肯下咽也。

庚生按：膈症乃情志之病，治疗甚难。予尝以启膈散治愈数人，因录方于下。

北沙参 南沙参各三钱 川贝母二钱 茯苓一钱五分 砂仁壳 广郁金各五分 荷叶蒂二枚 杵头糠一钱

水煎频服甚效，或加丹参一钱五分亦可。

又方：用陈年竹蒸架劈炙为末，加金针菜十条，煎服，治酒膈尤验。

又方：初生小鼠新瓦上焙干，为末，陈酒冲服，立效。

定乾按：此蜒蚰即水蜒蚰（南方人称呼），又称蛞（音"括"）蝓（音"榆"），俗称鼻涕虫，性寒，味咸，无毒，清热祛风、消肿解毒、破痰通经之力较强，清明至秋后都能捉到，用冰片掺上能慢慢化成水。荔枝肉包水蜒蚰主要是遮掩病人眼目，以免病人知道而嫌其秽，不肯下咽。余师父善用此方治疗咽喉肿闭，滴水难下，神效。

余另有"开膈暂气神丹"附之：水蜒蚰加梅片（可用最好冰片替代）、冰糖化成水后去渣，加甘草细粉和丸，阴干瓷瓶贮存。适用于噎膈（食管癌、贲门癌、食管狭窄）、梅核气、喉痹（咽喉肿痛）等症。含在口内徐徐化下，咽即病轻。

起废神丹

治痿症久不效，服之。

麦冬半斤　熟地一斤　元参七两　五味子一两

水二十碗，煎成六碗，早晨服三碗，下午服二碗，夜半服一碗，一连二日必能起坐。后改用：熟地八两，元参三两，五味子三钱，山茱萸四钱，牛膝一两。水十碗，煎二碗，早晨服一碗，晚服一碗，十日即能行步，一月之后，平复如旧矣。

定乾按：本方主治肝肾亏损之痿证。病机多为酒色过度，下焦阴火燔灼，筋骨失于濡养，渐致腰膝痿软无力，行步艰难，腿胫大肉渐脱，下肢痿废不用。方中熟地补血养阴，填精益髓；麦冬润肺清心，养阴生津；元参凉血滋阴，泻火清热；五味子生津敛肺，固肾。四药合用，能补肾填髓，滋养阴精，达到起痿健步之功。

坎离丸

此药取天一生水，地二生火之意。药虽轻而功用极大，久服必可取效。最能生精益血，升水降火。治虚损尤验。

全当归（用好酒浸洗三日，晒干锉碎）　川芎（拣极大者用水洗净，锉碎）　白芍（温水洗净锉碎，用好酒浸一日，晒干炒赤），以上各四两　熟地黄八两（淮庆者佳。四两用砂仁，四两用白茯苓同入绢袋，用好酒二壶煮干，只用地黄）　厚黄柏（去皮）八两（二两盐水浸，二两酒浸，二两人乳浸，二两蜜浸，俱晒干炒赤）　知母（去毛）四两（制与黄柏同）

上六味，和匀，平铺三四分厚，夜露日晒三日夜，以收天地日月之精华，研细末，用真冬蜜一斤八两，加水半碗，共炼至滴水成珠，再加水一碗，煎一滚，和前药丸桐子大，每服八九十丸，空心盐汤下，冬用温酒下。

定乾按：坎离丸即知柏四物汤蜜制成丸。此丸选药精良，炮制严格，必须按上法制作，如此才能事半功倍。诸药合用，既能养血生精，又能填精补髓，且补而不滞，温而不燥，能升能降，故五劳七伤、精血不足、骨髓空虚、精神疲惫等阴虚火旺之人，久服可延年益寿。凡妇女月经先期量多、色红或功能失调性子宫出血，用墨旱莲或藕节煎汤送下即效。凡血小板减少性紫癜、血尿，用白茅根二两或石韦一两煎汤送下神效。

元德膏

治闻雷即昏晕不省人事，此气怯也。

人参 当归 麦冬各二两 五味子五钱

用水一斗，煎至二升，合熬成膏。每服三匙，白滚汤调服，尽一斤，闻雷自若。

定乾按：气怯之人大有人在，多因禀赋不足，体质羸弱，胆气素虚或情志内伤，暴受惊骇，目见异物，耳闻巨响，造成胆气虚损致使惊吓昏迷或失去知觉等症。

元德膏是用生脉散加当归，熬制而成的膏方。方中人参大补肺气；麦冬润肺滋水；五味子敛肺生津，能收耗散之气。三者合用则补肺清心，元气充沛而脉复，故名"生脉散"。三药再加当归则增强补血活血、安神定志之力，故病人服后即能自愈。

此膏方是滋补中的极品，服用方便，可用于脉微气弱、眩晕头昏、心悸胆怯、潮热出汗、热病伤津等症，常服能健身强体，延年益寿。

解恶仙丹

治中恶、中痰。

人参三钱 茯苓五钱 天南星三钱 附子一钱

虚损人加人参，水煎服即苏。

按：中恶、中痰，有宜用苏合丸、牛黄清心丸等药者，此方即忌用。

定乾按：中恶、中痰系中风之证。中恶因冒犯不正之气，忽然手足逆冷，肌肤粟起，头面青黑，精神不守；或错言妄语，牙紧口噤；或头眩晕倒，昏不知人。中痰多由素体气血亏损，七情内伤，外感六淫，郁火化热，煎津成痰，痰阻清窍，而致猝然昏倒，不省人事等症。

方中人参配附子即参附汤，有益气回阳救脱之功。茯苓配天南星能健脾通络，祛痰止痉，诸药合用有起死回阳之功。余用此方治疗中恶、中痰引起的元气大亏，阳气暴脱，手足厥逆，汗出身冷，脉微欲绝等症，一剂即醒，醒后再随证易方治疗。用此方须要辨清虚实、增减药量，不可搬照套用，如此才能百战百胜。

治老人不寐

六味地黄丸一料，加麦冬四两，炒枣仁五两，黄连三钱，肉桂五钱，当归三两，白芍五两，甘菊花三两，白芥子二两，各为末，蜜丸。每日饭前用白滚水送服五钱。老年人服至百岁，精力愈健。

定乾按：方中用六味地黄丸加当归、白芍增强滋阴养血之功；又加麦冬、枣仁、菊花、黄连以清心降火，养心安神；加白芥子、肉桂以通络豁痰，补火助阳，并防六味地黄丸阴柔滋腻，使其补而不滞。蜜制成丸。本方有滋养肝肾、补心安神的功效。

本丸药适用老年人因肝火扰心，心胆气虚，肾阴不足，阴亏火旺或情志不遂等引起的不寐。用白开水送下神效。本方是集治病和养生为一体的不可多得的仙丹妙药，常服则能精力充沛，延年益寿。

安寐丹

治怔忡不寐等症。

人参三钱　丹参二钱　麦冬三钱　甘草一钱　茯神三钱　生枣仁五钱　熟枣仁五钱
菖蒲一钱　当归三钱　五味子一钱

水煎服。

定乾按：怔忡不寐与心关系密切，心藏神，主血脉，心虚气弱，则血不养心，自觉心跳怕惊，心胸悸动不已，甚则不能自主而多梦或不寐。多由邪毒侵心，痰饮内停，心阳虚弱，或心血瘀阻等所致。方中以生脉散为主，合养血安神开窍之药，有益气养阴生新之功，使气血充足，阴阳协调，怔忡得安，不寐得除。

余用此方治疗气阴两虚、肝郁痰瘀或妇人脏燥（更年期综合征）引起的不寐，用后疗效非凡。

泻火圣神汤

治各经之火。

栀子三钱　白芍五钱　甘草一钱　丹皮三钱　元参三钱

水煎服。心火加黄连一钱，肺火加黄芩一钱，胃火加石膏三钱，肾火加知母一钱、黄柏一钱，大肠火加地榆一钱，小肠火加天冬、麦冬各三钱，膀胱火加泽泻三钱。

定乾按：各经之火多由七情内伤，肝气郁结，日久化火，气火上逆等所致。方中栀子苦寒能除三焦之火，白芍微寒入肝经能泻肝、脾之火，丹皮清热凉血能泻肝、心、肾经之火，元参凉血解毒泻肺、胃、肾之火，甘草泻心、脾之火兼调和诸药。本方是泻火通治方，配伍紧凑，临床运用时须辨清症状并配合引经之药，如此才能发挥一剂轻、二剂愈的疗效。

鬼毒风气

独头蒜一枚，和雄黄、杏仁，研为丸，空心吞服三丸，静坐少时即愈。

定乾按：鬼毒风气（山岚瘴气、虫毒、中邪）是指突然感受四时不正之气引起的一种比较急的疾病，可见神昏、恶心、呕吐、中暑等症状。

方中独头蒜（整个不分瓣）温中行滞，解毒杀虫；雄黄（必须按鲤鲮丸方制）解毒杀虫，燥湿祛痰；杏仁解毒通便。三药研细末和丸，阴干备用。出行、上山、旅游随身带着可防不测或可作救急之用，是不可多得的特效药之一。

灵宝化积膏

治积滞。

巴豆仁 蓖麻仁各一百粒 五灵脂四两 阿魏（醋煮化） 当归各一两 两头尖 穿山甲 乳香（去油） 没药（去油）各五钱 麝香三分 松香一斤半 芝麻油五两

除乳香、没药、麝香、松香、阿魏之外，余药俱切片浸油内三日，用砂锅煎药至焦黑色，去滓，入松香煎一饭时，再入乳香、没药、麝香、阿魏。然后取起入水中抽洗，以金黄色为度。煎时以桃柳枝用手搅匀，勿令枯，用狗皮摊贴患处，每日以热袜底熨令药气深入为妙。

庚生按：两头尖并非雄鼠粪，别有是药，非草非木，形类鼠矢而稍大，味辛微苦，出关东等处。或云是虫食树滋所化，或云草木所结之子。近时药肆固不知此物，而医家亦鲜不以为雄鼠粪矣。

定乾按：此积滞即为积聚、癥瘕（肝脾肿大、肿瘤、癌症、妇人子宫肌瘤、囊肿等）。方中阿魏能消肉食积滞、瘀血癥瘕、腹中痞块、虫积腹痛，麝香有开窍、辟秽、通络、散瘀之力，穿山甲有通经消肿、搜风活络之功。三药在本方中起到举足轻重的作用，不可缺少也不能替代。两头尖（毛茛科银莲花属）别名老鼠屎、草乌喙等。

熬膏时须按顺序。诸药入麻油浸泡三日，用砂锅文火煎至焦黑色去滓，再入松香煎一刻，后下乳香、没药、阿魏，再后下麝香，不断用桃枝或柳枝搅匀，滴水成珠后倾入水中捏洗，以金黄色为度。后用药膏摊狗皮上贴患处，每日用热物熨药膏外面，令药气深透患处，可反复使用。

灵宝化积膏是铃医治疗一切痞块、癥瘕、无名肿毒及跌打损伤的霸道之药，贴了无不应手而除。

烧针丸

此药清镇，专主吐逆。

黄丹不拘多少，研细，加去皮小红枣肉，捣和丸，如芡实大。每用针签于灯上烧烟，令病人闭户嗅之，再用人乳汁吞服一丸。

定乾按：吐逆多因病人素体虚弱，气滞于内，攻刺腹胁，或酒食停积损伤脾胃，以致恶心、吐逆不停等。

黄丹体重性沉，能坠痰祛怯，故治惊、癫狂、吐逆反胃有奇故；加红枣肉捣和为丸，阴干瓷瓶贮存备用。放火上烧后起烟，用细管把烟吸下去，再用人乳汁送下一丸，吐逆立止。此丸确实神奇，屡用屡验。

蚕查（音"连"）散

治山野人好啮虱，腹中生长遂成虱癥，久则不治。用败梳败篦各一枚，各破作二分，以一分烧灰，以一分用水五升煮成一升，调服即下。

定乾按：从前的人多生虱子，尤其是山里村寨之人，他们习惯每次抓虱后用牙咬死，久之则成虱癥，其腹部胀满疼痛，久则不可治疗。

败梳即破梳子，败篦即破篦梳，两者可用于梳虱。故此方借篦梳作用以治虱癥，称为"制方"。以上面方法制作，煎汤送下即能自愈。

截癫

治失心癫狂，其效如神。

真郁金七两　明矾三两

为末，和丸如梧子大，每服五十丸，白滚汤下。

有妇人癫狂十年，有人授此方，初服心胸有物脱去，神气洒然，再服而苏。此惊忧痰血，络聚心窍所致。郁金入心去恶血，明矾化顽痰故也。

定乾按：失心癫狂（精神分裂症、抑郁症）多由情志抑郁，心神不安，气郁痰结，蒙蔽心窍，痰火扰神所致。方中只用郁金、明矾二药和丸。方简药贱，专治失心癫狂故被铃医称为失心丹。凡痰瘀引起的失心癫狂者，须在睡梦中被推醒服下此药，即效，确实神奇。

回癫汤

治羊癫症，忽然卧倒，作羊马之声，口中吐痰如涌，痰迷心窍，因寒而成，感寒则发也。一剂即愈，永不再发。

人参三钱　白术一两　茯神五钱　山药三钱　薏苡仁五钱　肉桂一钱　附子一钱

半夏三钱

水煎服。

此症得之小儿之时居多，内伤脾胃，外感风寒，结在胸膈之中，所以遇风寒便发。今纯用补正之药，不尽祛痰，转能去其病根也。若作风痰治之，虽亦奏效，终不能一剂而不再发。

定乾按：羊癫症即痫病，多是风痰闭阻，痰火扰神，瘀阻脑络等所致，可发生于任何年龄，小儿尤为多见。病人突然发作，往往大叫一声，昏倒在地，四肢抽搐，两眼上视，口吐涎沫，小便失禁，或发出猪羊的叫声，移时苏醒，醒后除感觉疲乏外，一如常人，往往不定时反复发作。

方中人参、白术、山药补中益气，健脾养胃；茯神、薏苡仁、半夏渗湿祛痰，宁心和胃；肉桂、附子回阳补火，引火归原，温养中焦。诸药合用能益气温阳，使脾升胃降，气机通畅。余用此方治疗多例，确实收功非浅。

收呆至神汤

呆病郁抑不舒，愤怒而成者有之，羞恚而成者有之。

人参—两　柴胡—两　当归—两　白芍四两　半夏—两　甘草五钱　生枣仁—两
天南星五钱　附子—钱　菖蒲—两　神曲五钱　茯苓三两　郁金五钱

水十碗，煎成一碗，灌之。彼不肯饮，以一人执其头发，两人握其左右手，以一人托住下颏，一人将羊角去尖插入其口，将药倾入羊角内灌之，倘或吐出不妨再灌，以灌完为妙。彼必詈骂，少顷惫困欲睡，听其自醒，万万不可惊动，务令自醒则痊愈，惊醒则半愈矣。

定乾按：呆病（精神病）是一种神志异常的疾病，表现为呆傻愚笨，智力低下，终日不言不语，不饮不食，忽笑忽歌，忽愁忽哭等，多由髓海不足，脾肾两虚，肝气被郁，痰浊蒙窍，瘀血内阻所致。

方中柴胡、当归、白芍、茯苓、甘草，即逍遥散（去白术壅滞之气、薄荷辛凉耗气），有疏肝解郁，养血健脾的功能；人参、附子（参附汤）大补元气，回阳救逆，补火助阳；枣仁养心安神；半夏、南星、菖蒲、郁金祛痰解痉，开窍醒神；神曲和胃消食。此方药量奇大，配伍得法，能疏肝益气，祛痰开窍，实为收呆第一良方。余用本方治愈多例。病人开始都不肯服药，确实要用武力灌下，服后即能慢慢睡觉，不可以惊醒，切记。

逐呆仙方

呆病如痴，默默不言，悠悠如失意，欲癫而不能，心欲狂而不敢。有时睡数日不醒，有时坐数日不眠，有时将己身衣服密密缝完，有时将他人物件深深藏掩。与人言则无语而神游，背人言则低声而泣诉。与之食则厌薄而不吞，不与食则吞炭而若快。此等症皆由痰气结成。若以寻常二陈汤治之，岂能获效耶。

人参一两　白术二两　茯神三两　半夏五钱　白芥子一两　附子三钱　白薇三钱　菟丝子一两　丹砂三钱研末

先将各药煎汤，调入丹砂末。先令服半碗，彼不肯服以炭绐之，必欣然服矣。又绐之，又服半碗，然后听其自便。彼必倦怠欲卧矣。乘其睡熟，将其衣服、被褥尽行火化，单留身上所服之衣。另用新被盖之，切不可惊醒。此一睡有至数日者，醒来必觅衣而衣无，觅被而被无，彼必大哭。然后又与前药一剂，必不肯服，即绐之以炭，亦不肯矣。不妨以鞭责之，动其怒气。用有力之人，将药执而灌之，彼必大怒，既而又睡去矣。此时必须预备新鲜衣服、被褥等项，俟其半日即醒，心中恍然如悟，必又大哭，而病痊愈矣。

定乾按：痴呆（精神病）是由脑髓空虚，气血不足，肾精亏损，痰瘀痹阻，七情所伤等所致的一种神志异常的疾病。可见呆傻愚笨，性情孤僻，表情淡漠，自私狭隘，顽固固执，易激动或暴怒等症状。

余治疗痴呆时，如病人喜睡、胆怯用此方；如狂怒、不眠者，用收呆至神汤方服用，二方可交替使用，服用后疗效显著。

启迷奇效汤

治癫痫经年不愈者。

人参一两　南星三钱　鬼箭三钱　半夏二钱　附子一钱　肉桂一钱　柴胡三钱　白芍三钱　菖蒲二钱　丹砂末二钱

先将前药煎二碗，分作二服，将丹砂一半调入药中，与病人服之。彼不肯服，即以炭给之，彼必欣然服矣。如索炭，不妨与之。第二服亦如前法，则彼不若前之欣然矣，令人急灌之。不听不妨，打骂以动其怒，气怒则肝木火起，反能祛痰矣。

定乾按：此癫痫系癫狂（精神分裂症）。癫病多由痰气郁结，蒙蔽心窍而致，以心脾气血两虚为主；狂病多因痰火上扰，致心神不安，以心肾失调为多。二者经年久治不愈则合成癫狂。

癫狂病人大多不会主动服药，多用武力灌下。此药煎好放凉后，才能调入丹砂服用。方中丹砂即朱砂（按鲤鲮丸方制），有重镇安神、定惊镇狂的功效，服用时切不可大意，以免中毒。如病人神气十足，不吃不睡，用收呆至神汤方服下即安。

启迷丹

治发厥口不能言，眼闭手撒，喉中作酣声，痰气甚盛，有一日即死者，有二三日而死者，因素有痰气而发也。

生半夏五钱　菖蒲二钱　菟丝子一两　甘草三分　茯神三钱　皂荚一钱　人参五钱　生姜一钱

煎服。

定乾按：发厥多是由寒痰蒙蔽，清阳不升，官窍闭塞而引起深度昏迷的痰厥证。本方主要用以扶正气，逐寒痰，使痰去神醒而愈。

方中以生半夏祛痰为主，因生半夏为祛痰之最。余对生半夏情有独钟，一年要用几百公斤。如直接服用生品对咽喉有强烈刺激，可使口舌麻木，烧痛灼痛、不能发声、流涎呕吐，但加生姜久煎后用二两（60克）也不会中毒，可放心用之。

起痿神方

元参一两　熟地三两　麦冬四两　山茱萸一两　沙参三两　五味子五钱

煎服。

定乾按：痿即痿证。感受温毒湿邪，饮食毒物，跌仆瘀阻，久病房劳等引起内热燔灼，伤津耗气，聚湿成痰，痰湿内停，气血瘀阻，耗损阴精，致使筋脉失于濡养，肌肉软弱无力，消瘦枯萎，则发为痿证。

本方以大剂量滋补肝肾之药煎服，能填精补髓，养阴固脱，兼清阳明之热。《素问·痿论》指出："治痿独取阳明"，是指从补脾胃、清胃火、祛湿热以滋养五脏入手治疗痿证。服用本方时须要辨证准确，不可轻而投之。切记。

摩腰丹

治寒湿腰痛。

附子尖　乌头尖　南星　朱砂　干姜各一钱　雄黄　樟脑　丁香　麝香各五分

上为末，蜜丸如龙眼大，每次一丸，用姜汁化开如厚粥，烘热置掌中，摩腰上令尽。黏着肉烘，棉布缚定，腰热如火方妙。间三日用一丸，或加茱萸、肉桂更效。

定乾按：本方专治寒湿腰痛或各种风寒湿痹之证。方中诸药多为大辛大热之品，有极强的透里达表、散寒祛湿、通络止痛功效。诸药共研细末以蜂蜜和丸，阴干装瓷瓶贮存。用姜汁化开烘热后，敷患处用手按摩腰部，或用纱布盖住腰部，待发热如火一样时即效。此法方便简单，又免服药之苦。

另有简易摩腰丹：生草乌、生川乌、生附子、川椒、生南星、山苍子、樟脑共研末，用姜汁调匀外摩。一切风寒湿痹引起的腰痛、背痛或其他部位疼痛，摩之即效。

贴腰膏

治腰痛。

生姜一斤，捣汁四两　水胶一两

同煎成膏，厚纸摊贴腰眼甚效。

定乾按：用水胶（松香）、生姜汁同熬至滴水成珠后即可用之。此膏不限于腰痛，还可用于风寒湿痹、阴毒阴疽、宫寒痛经等寒证。此膏药又贱又验，是铃医必备之药。

威喜丸

治男子阳虚精气不足，小便白浊，余淋常流，梦寐多惊，频频遗泄；妇人白浊白带等症。

黄蜡四两　白茯苓四两（去皮切块，用猪苓二两于器内同煮二十余沸，取出日晒，将猪苓拣出不用）

以茯苓末溶黄蜡丸弹子大，每服一丸，空心细嚼，津液咽下，以小便清为度。忌米醋等物，尤忌怒气、劳力并色欲等事。

定乾按：白茯苓经猪苓制后则导湿利浊功能更强，黄蜡（蜂蜡）有解毒生肌、止痢止血、涩精止带的功效。二药熔合为丸有清热利湿、分清泻浊之功效。

此丸制作简单，服用方便，可用于治疗中老年男女肾阳虚衰之证或下焦湿热引起的男子小便白浊（前列腺炎）、女子白带等，嚼碎空腹用温开水送下，禁忌必须遵守，切记。

截臌

治水臌、气臌。

活黑鱼一尾重七八两，去鳞甲，将肚破开去肠，入好黑矾五分，松萝茶三钱，男子用蒜八瓣，女七瓣，共入鱼腹内，盛瓷器中蒸熟。令病人吃鱼，能连茶蒜吃更妙。药从头上吃起，病从头上消起，从尾吃起即从脚上消起，立效。

庚生按：水臌之症，西人谓为吸液管病是也。盖饮食入胃，胃即生津以化之。既化之后，即有众液管吸其精以生血。吸其粗以润骨，以入肾而达溺囊为溺。吸管一病，血不生，溺不行，而成胀矣。予尝推其理，以用药每于治胀药中，佐以行血通络之品，往往获效。胃中之津西人谓之啤，先其质如乳，色白味酸。化学家核之谓有盐，强水在内，宜其化运之速也。

又武林邵氏传一单方，以治气臌水臌，神效非凡。惟修制非易，好善者预为修合济人，功德无量。

方用大西瓜一枚，阳春砂仁四两，独头蒜四十九枚。先将西瓜蒂边开一孔，用瓢挖出瓜瓤，只留沿皮无子者，将砂仁及蒜装入，仍用蒂盖好，用酒坛泥以陈酒化开，涂于瓜上令遍，约厚一寸为度。即于泥地上挖一小坑，用砖将瓜隔空，以炭火煅之，须四周均灼，约煅半日息火，待其自冷。次日打开，取出瓜炭及药研细，瓷瓶贮之。每服二三钱，丝瓜络二钱，煎汤调服。忌盐一月。百发百中，洵奇方也。每煅一瓜，约用炭二十斤为准。

又方：白茅根一两，赤小豆一两，煎汁频饮，溺畅胀消。

又方：雄猪肚一枚，入蟾蜍一只。白胡椒每岁一粒，按病人年岁为度，囫囵装入肚内。砂仁二钱，同蟾蜍装入肚内。用线扎紧肚口，以黄酒煮化，去蟾药，只食肚及酒，自愈。

定乾按：臌胀以腹大胀满、绷急如鼓、皮色苍黄、脉络显露为特征。臌胀治疗方药甚多，分清寒热虚实，自然如同手拿。以上各方用了确实神效。

余治疗臌胀验方颇多，疗效非凡，附之可救有缘之人。气滞湿阻证：生紫皮独头蒜用手慢慢捏熟后吃下，或采鲜枳实火煨后煎服。水湿困脾证：赤小豆半斤水煎服。水热蕴结证：鲜大戟根一两水煎服立解。瘀结水留证：白桃花晒干，研末，服三钱即消。阳虚水盛证：人参三钱、附子五钱、生白术五钱研末，陈葫芦二两，煎水，分三次送服。阴虚水停证：元参、麦冬、山萸肉各五钱，玉米须半斤水煎服。

虫臌

小腹作痛，四肢浮胀，面色带红点，如蛊蚀之象，眼下无卧蚕，有微肿之形，此是虫臌也。

雷丸三钱　当归一两　鳖甲一两（醋炙）　地栗粉二两（鲜者取汁一茶瓯）　神曲三钱　茯苓三钱　车前子五钱　白矾三钱

煎服。

定乾按：虫臌即蛊胀，多由虫毒（血吸虫或其他寄生虫）结聚于内，致肝脾受伤，脉络瘀塞，升降失常，使邪气结聚于腹部，故腹胀如鼓，四肢浮肿。面色带红点是蛊毒严重侵脏之象。

雷丸别名竹苓，为多孔菌科植物雷丸菌的菌核。春、秋、冬季皆可采挖，选枝叶枯黄的病竹，挖取根部菌核。此物量少，药市又多假，自己采挖者才可放心用之。其杀虫消积之功效确实非凡，但因有小毒故应慎用。余善用此物。地栗粉即荸荠粉，其活血化瘀、消肿除痞、利尿解毒之力较好，余用鲜荸荠治疗各种肿瘤神效，此药服用方法是：鲜品半斤一次煮熟食用。诸药合用煎服，共奏杀虫、逐瘀、攻积、利水之功。

血臌

跌闪而血瘀不散，或忧郁而结血不行，或风邪而血蓄不达，遂致因循时日，留在腹中，致成血臌。饮食入胃不变精血，反去助邪，久则胀，胀则臌矣。

水蛭三钱（炒黑。大约一两炒黑，取末用三钱）　当归二两　雷丸　红花　枳实　白芍　牛膝各三钱　桃仁四十粒（去皮尖捣碎）

煎服。服后下血斗余，再服，血尽自愈。

庚生按：此方水蛭一味，太觉猛峻，且此物虽经煅研，见水复活，患臌之人，正气必虚，脏腑必弱，如果贻害，岂非大患，不若改用夜明砂为妥。蚊之吮血，不减蛭虫，夜明砂乃食蚊而化者也，《本草》称其能下死胎，则其能攻蓄血明矣。

定乾按：血臌即癥瘕（肝硬化、肝癌，子宫或卵巢肿瘤等），多由肝气郁结，气滞血阻，瘀血内结，或跌仆内伤等所致。症见腹大如鼓，青筋显露，胁下癥结痛如针刺，面色晦暗黧黑，或见吐血、衄血、便血等症状。

本方配伍紧凑，药力峻猛，是治疗血臌的霸道之方。凡属实证的血臌都可服之，服后不会便血，除原有吐血或内伤出血外（门静脉高压出血），可放心用之。诸药共煎，冲生水蛭粉服下，即能化尽瘀血，使血臌自行消散而愈。

庚生此言差矣，水蛭晒干不会复活。余多用吊干清水蛭（打粉冲服），尤其用生品，其破血逐瘀、通经消痞功效显著。

分水神丹

治水泻。

白术一两　车前子五钱

煎汤服之，立效。

定乾按：《圣济总录》卷七十四云："脾胃怯弱，水谷不分，湿饮留滞，水走肠间，禁固不能，故令人腹胀下利，有如注水之状，谓之注泄，世名水泻。"白术健脾益气，燥湿利水；车前子利小便而实大便。二药合用方简力宏，既能分清浊，又能使各走其道，故名分水神丹。治水泻，煎汤服之立效。

疝气神方

其病觉气逆上冲，如有物筑塞心脏，危殆欲死，手足必冷。服此方三四剂，即可除根。

硫黄（火中熔化即投入水中去毒，研细）　荔枝核（炒黄为末）　陈皮各等分

上为末，饭丸如桐子大。每服十四丸，酒下，其痛立止。如疼甚不能支持，即减用六丸，不可多。

定乾按：疝气俗称"小肠串气"，多由肝气郁滞，情志不舒，气机不畅

或中气下陷，升提失职致使气窜于少腹而发病。

余多用此方治疗此病，每收奇功。硫黄辛温大热，内服补火助阳，能消沉寒冷痼；荔枝核行气散结，散寒止痛；陈皮理气化痰。三药合丸，用热黄酒送下即效。

受此方启发以橘核易陈皮疗效更胜一筹，故录下：硫黄、荔枝核、橘核三药共研细末和丸，服法同上。

千金不传韦氏方

治疝气及肾大如斗，日三服，病除。

八角大茴香　青皮　荔枝核各二两

炒黄色烟尽为度，置土上，以碗覆之，少时取出，研末，每服二钱，无灰酒下。清晨、午后、临睡各一服。

定乾按：疝气肾大如斗，名水疝（鞘膜积液），由脾肾阳虚引起。肾主水，先天肾气不足，或肾阳虚衰，则水液不能蒸腾气化；脾阳虚冷，运化乏力，则水湿潴留，导致局部水液正常分泌与吸收功能失调，从而引发水疝。

此方是韦氏千金不传之方，方简药贱，效验，仍用三味药。炒好放土上是出火毒，用无灰酒送下能慢慢自愈。余用此方治疗狐疝（腹股沟斜疝）确有疗效。水疝要用茯苓、泽泻等利湿的药引其他药一起下行而除之。

去铃丸

治脾胃虚弱，小肠疝气。

大茴香二两　生姜（连皮）四两

同入坩器内，淹一周时，慢火炒之，入盐一两，为末，丸梧子大。每服三五十丸，空心盐酒下。

定乾按：小肠疝气为小肠坠入阴囊，时上时下，似有物状，卧之入腹，行立则入囊，如狐出入无定者，故名"狐疝"（腹股沟斜疝）。大茴香有温暖肾阳、祛寒止痛之功效，对狐疝、水疝（鞘膜积液）疗效显著，尤其配生姜后能增强温阳祛寒的功效。余用此丸，于病人空腹时用无灰酒送下，每收良效。

另有治疝气疼痛验方：蜜柑草研粗末，用黄酒当水煎，睡前服下以醉为度，一次就见效。

腹内龟病

诗云：人间龟病不堪言，肚里生成硬似砖，自死僵蚕白马尿，不过时刻软如棉。

定乾按：腹内龟病是腹内气滞血瘀引起的癥瘕（肿瘤）积聚等症，常见症状即腹部胀满疼痛难忍。方中白僵蚕能化痰散结，再借白马（不可用其他颜色的马）尿破癥坚、消积聚之力，能使腹内癥积慢慢软如棉而自愈。

返魂丹

治五色诸痢。

零陵香草去根，以盐酒浸半月，炒干，每两入广木香一钱五分为末。里急腹痛者，用冷水服一钱五分，俟大泻四次，用热米汤服一钱五分即止，忌食生冷。

定乾按：五色诸痢即痢疾，以大便次数增多、腹痛、里急后重、痢下赤白黏冻为主要表现，多由外感时邪疫毒或饮食不洁之物所致。零陵香即灵香草（报春花科珍珠菜属），有祛风寒、辟秽浊、止痢的功效，配广木香能行气导滞。二药合用以上法服用立止。

另有验方还魂散治痢：黄木香（寻骨风根）三寸长，切细末，温水送下立止。

铁刷丸

治一切痢下初起，如神。

百草霜三钱　金墨一钱　半夏七分　巴豆煮十四粒研匀　黄蜡三钱

同香油化开，和成剂，量大小每服三五丸，或四五十丸，姜汤下。

按：此方热症忌用。

定乾按：此丸用百草霜（从烧柴草的锅的底部刮取的黑色烟灰）、金墨止血止痢，收敛涩肠；半夏辛温导滞；巴豆泻寒积，通关窍；芝麻油凉血解毒，润肠缓痛；黄蜡（蜂蜡）固肠护膜，防巴豆对胃肠壁刺激太过。用散寒温阳的生姜汤为引送服即止。此丸正合"通因通用"之法，是专治寒湿痢的神方。余用此丸治疗直肠癌收功非浅。

截泻丸

治一切久泻，诸药无效，服此自愈。

黄丹（飞过）　枯矾　黄蜡各一两　石榴皮八钱（炒）

将蜡熔化小铜勺内，再以丹、矾等三味研细末投入，乘热为丸如绿豆大，空心服五丸。红痢清茶下，白痢姜汤下。

定乾按：此系脾气虚弱、中气不足引起的大便时溏时泻，迁延反复，完谷不化，饮食减少，食后脘闷不舒。久泻久痢严重的会带有黏液脓血，伴腹部隐痛、困倦等。

截泻丸是铃医的止泻霸道药之一，服下无不应手而止。黄蜡用铜器熔化后，将上药投入，搅拌均匀，乘热（凉了就干）和丸，装瓷器贮存备用。此方应用时，引药是关键，须分清红痢、白痢，分别用之，病除后即停药，不可多服，以免铅中毒，切记。

宁和堂暖脐膏

治水泻白痢神效，孕妇忌贴。

香油一斤（或用麻油） 生姜一斤（切片） 黄丹（飞过）半斤

熬膏摊布贴脐上，或用红药丸。

附红药丸方：硫黄三钱 母丁香一钱 麝香三分

加独蒜数枚，捣如泥，再入前三味，研匀，和丸如桐子大，以飞过朱砂为衣。

又方：母丁香四粒 土木鳖一个 麝香一分

研末唾津，为丸如芡实大，纳脐中，外用膏药贴之。治小儿痢尤验。

庚生按：此方治夏秋霍乱转筋，及一切受寒腹痛极效。予尝以红药丸方加肉桂一钱为散，每用二三分置脐眼上，用寻常膏药盖之。其症之重者，更以艾火安于膏药面上炷之，或以热茶壶熨之，神效非常。

定乾按：《圣济总录》卷七十四云："脾胃怯弱，水谷不分，湿饮留滞，水走肠间，禁固不能，故令人腹胀下利，有如注水之状，谓之注泄，世名水泻。"水泻多是脾失健运，聚水成湿所致。《太平圣惠方》卷五十九："白痢者，由肠虚而冷气客之，搏于肠间，津液凝滞成白，故为白痢也。"白痢多由寒湿凝滞，脾阳受伤所致。

以上诸方都是神方，但麝香奇缺名贵，市井流通多假，故可弃而不用。附有验方：土木鳖一个（去壳捣泥）、母丁香一钱、肉桂一钱、荜茇五分、硫黄三钱、樟脑一钱，共研末。生姜汁和丸或直接敷脐中，用普通膏药盖之，再以艾条灸或热茶壶熨之，效果更佳。

截水肿

遍身浮肿，以手按之仍起者。

葶苈四两（炒）为末，以红枣肉为丸，如梧子大，每服十五丸，桑皮汤下，日三服，试之立验。或用西瓜烧灰为散，服之亦效。

定乾按：此水肿病机为肺失宣降，水饮停聚，津液不能输布，使遍身肌肤浮肿。方中葶苈子（苦葶苈）入肺、膀胱经，能下气行水，专泻肺气；红枣捣烂和丸，一是黏合他药，二是缓和葶苈子苦寒之性防其伤及脾胃。桑皮（即桑白皮）煎汤送下，能增强泻肺利水消肿的功效。

另有截水肿验方：杜衡五钱，马蹄金一两，浮萍一两，水煎服，立效。

截黄

治脾积黄肿。

青矾四两（煅成赤珠子） 当归四两（酒醉浸七日，焙） 百草霜三两（为末，以浸药酒）

打糊丸如梧子大，每服五丸至七丸，温汤下，一月后黄去病愈。此方已祖传七世矣。

定乾按：此脾积黄肿系阴黄，多由素体阴盛寒重，脾阳不足，寒湿阻滞，淤滞肝胆，胆失常道所致。主要表现为故脸黄色晦暗如烟熏，脘闷腹胀，畏寒神疲，病情缠绵，久则黄肿。

青矾（皂矾）入脾经，能燥湿退黄利水，入血分能补血疗虚；酒制当归味甘而重，故专能补血，其气轻而辛，故又能行血，补中有动，行中有补，为血中之要药；百草霜健脾消积，活血止血。三药同研细末，用当归浸后的酒和丸。余用温稀粥或山药汤送下，意在增强其扶脾养血、退黄消肿的功效。

截痢

木鳖仁六个（研泥，分作二分） 面烧饼一个（切作两半）

只用半饼作一窍，纳药在内，乘热覆在病患脐上。一时再换半个热饼，其痢即止，遂思饮食。

定乾按：木鳖子（葫芦科苦瓜属）是铃医外用治痢疾之截药。用木鳖子去壳取仁捣烂填脐中，后用温热烧饼盖之（注意勿烫伤），或用纱布、普通膏药盖上，再用艾条放外面灸或用茶杯底熨烫效更好，可使药力通过脐部透入肠间，达到收敛止痢之功。

加味绿矾丸

治大小男妇黄疸病。

皂矾八两（用面一斤和作饼，入皂矾在内，火煨以焦为度） 苍术 厚朴（姜汁炒） 陈皮 甘草各八两 川椒十两（去目炒）

上为末，用红枣三斤煮熟，去皮核，胡桃三斤去壳，同捣烂和药丸桐子大，每服七八十丸，用温酒吞服。初服时觉药味甘美，服至病将愈，便觉药臭矣。大率药四两，可治一人。

定乾按：本方主治寒湿困脾所致阴黄证。脾胃虚弱，不能运化水湿，湿从寒化，寒湿阻滞中焦，外溢于肌肤而发为黄疸。本方是用皂矾补血退黄为主，加平胃散和川椒，用红枣、胡桃同捣和丸，能增强化湿滞、健脾胃、补肾阳、退黄疸之功。余师门用此丸治疗黄疸时常以无灰酒送下，几个月后便可使黄疸慢慢消除，此真良方矣。

贴目取翳

鹅不食草（捣汁熬膏一两） 炉甘石三钱（火煅童便淬三次） 旧白瓷器末一钱五分 熊胆二钱 硇砂少许

为极细末，熔成膏，点翳上，越宿取下，用黄连黄柏煎汤洗净。如仍有翳，再点一次。

定乾按：鹅不食草（菊科石胡荽属）采鲜草捣汁熬膏，其味辛而散，能透膜消翳；炉甘石火煅用童便（吃母乳的男婴的尿）淬三次后水飞，能解毒明目退翳；旧白瓷器（从地里挖出来的碎青瓷最好）研末水飞，可消翳祛污；硇砂研末水飞，有化翳障、软赘疣之功；熊胆能清热消肿，明目退翳，研极细末，加入熔化后的鹅不食草膏中，调匀备用。夜晚睡前点翳，早起取下，用黄连黄柏煎汤洗净。如点上即疼痛难忍，速取下勿用。此药有极强的腐蚀性，切不可点在好的地方，以免误伤，切记。

另有简单验方退翳：取鲜毛茛捣汁，用细吸管插一下，若管中出现一水泡，将之点在翳上则翳一宿即退，也用黄连黄柏煎汤洗之。此药刺激性较强，不可多点，以免伤了眼睛，切记。

治泪眼

鲫鱼胆七个　人乳一盏

和匀，饭锅上蒸一二次，点眼，其泪自收。

定乾按：肝开窍于目，泪为肝液，迎风流泪多由肝虚所致。鲫鱼胆苦寒，能清肝明目，锅上蒸过后则胆汁温而不凉；人乳能养血滋燥，补肝明目。二药合用点眼，能滋肝养目，故其泪自收。余多用此法，屡用屡验。凡飞尘入目，风眼流泪，羞明红肿等，点之立效。

仿西洋眼药

猪胆取汁，用东丹拌匀，加冰片、青黛少许，搓成条子，治之。

定乾按：清朝有大量洋货涌入，眼药也是其中之一，效果确实不错。铃医先辈破解此药配方及制作方法。方中东丹即黄丹，研细末后水飞，加猪胆汁、冰片、青黛拌均匀搓成一寸长、筷子粗的条子，阴干装瓷瓶贮备。适应证：风热毒邪，或肝胆湿热引起的眼睛红肿胀痛，羞明流泪，积热眼涩，火眼赤烂，飞丝入眼等。用人乳汁磨后点之神效。

二百味花草膏

治目疾，面上赤色，两眼流泪，或痛或痒，昼不能视物，夜不能见灯，名为烂弦风。

羯羊胆去其中脂而满填好蜜，拌匀蒸之，候干，即入钵细研为膏，点之。以蜂采百花、羊食百草故名。

定乾按：烂弦风即烂弦眼。《银海精微》卷上云："烂弦风之症，因脾胃壅热，久受风湿，更加吃诸毒物，日积月累，致成风烂。胞睑之内，变成风痘，动则发痒，不时因手拂拭，甚则连眼眶皆烂。"

用羖羊胆加百花蜜拌匀蒸熟，挂屋檐下风干后，研成膏备用。凡眼睛红肿疼痛及以上症状的眼疾，点之即效。此膏为铃医点眼通治方，方简药验。

截障

治眼中胬肉。

蛇蜕一条，约三钱（炒黄色不可焦黑）　绿豆三合（炒）　砂糖一碗

共煎七分，服之立愈。病二三年者，两眼亦愈。

庚生按：蛇蜕须用麻油炒，并择乌梢及菜花蛇为佳，每条约重三钱最妙。须慎择，洗净，余恐有毒。予尝以二三眠蚕蜕治障翳极效，胜用蛇蜕也。

定乾按：方中用绿豆一斤，砂糖半斤，用大乌梢蛇或菜花蛇蛇蜕一条，重约三钱，用芝麻油炒至黄色即可。本方对风热外邪或过食辛辣炙煿之品所引起的眼中胬肉或胬肉攀睛等症有很好的治疗效果，水煎服即效。也可用"贴目取翳"条之毛茛方治疗。

开聋

小蝎四十九个　生姜（如蝎大）四十九片

同炒，以姜干为度，研末，温酒冲服，过一二时辰，再进一服，至醉不妨，次日耳中如闻笙簧即愈。肾虚者二服亦愈。

庚生按：此方用蝎至四十九枚，过于猛峻，切宜慎用。

定乾按：全蝎要用野生，一次四十九只不可少，越大越好，少则无效。以生姜同炒，炒好后去生姜，研成细末，用热无灰酒分二次冲服，以醉为度。使药力升发直达耳窍，如觉有音乐之声时，一作即效。

附开聋验方：鲜石菖蒲根一两，肥胖人用水煎服，瘦人加猪蹄炖服。若痰浊壅塞耳窍的耳聋，服之即效。

耳聋开窍奇方

活鲫鱼一尾，不拘大小，劈取脑髓，在饭锅上蒸出油，用茶匙挑滴入耳内，数次自然开窍。后服补剂，以收全功。

附补药方：破故纸　黑芝麻　童便各一斤　火酒二斤

上药四味，同煮干，取出晒燥。再将黑芝麻，以老米醋打糊为丸，如绿豆大，每服二钱。用杜仲三钱（去丝炒），知母一钱五分，煎汤吞服。

庚生按：此方用鱼一尾，取脑蒸油，予屡试不得其法。既不破开，亦不能出油，或别有制法耶，俟考。

定乾按：鲫鱼脑取之有法，杀鲫鱼时，剖开鱼头，挖出脑髓放在饭锅上隔水蒸熟去渣，后放热锅中蒸去水分剩油即可。用牙签蘸油滴入耳中，再用补药丸服下，如此病人自愈。

本补药丸，余用于治疗肝肾亏损引起的耳鸣耳聋，头晕目眩，腰酸遗精，肢软腰冷，阳痿早泄等，有神效。方中破故纸、黑芝麻须用童便（吃母乳的男婴小便）、火酒（烧酒）浸泡一天后，放锅中用文火煮干，再烘干后共研成细末，陈醋和丸备用。

通耳神丹

鼠胆一枚　龙齿一分　冰片一分　麝香一分　朱砂一分　乳香半分　樟脑半分

上药各研细末，用人乳为丸如桐子大。外用丝棉裹之，塞耳深处，至不可受而止。塞三日取出，耳聪永不再聋。

庚生按：鼠胆别本用鼠脑，较胜。盖鼠胆最小，极不易得，不如用脑为良。

定乾按：此为铃医钓耳聋神丹。主要是治疗风邪外袭，肝胆火盛，痰火郁结，瘀阻宗脉等引起的耳聋失聪。方中用鼠胆清肝利胆；冰片、麝香、樟脑、乳香通关窍，辟秽浊，消肿痛；朱砂、龙齿镇惊安神。上药共研细末，用人乳汁和成梧桐子大的丸，药棉包住用细线拴牢塞进耳内，留细线在耳外。如能听到声音也不必取出，要放三天后才能拉出即钓出，故名

"钓耳聋神丹"。如此治疗则永不再聋。

喉风闭塞

腊月初一取猪胆，不拘大小五六枚，用黄连、青黛、薄荷、僵蚕、白矾、朴硝各五钱，装入胆内，用青纸包好，掘地方深各一尺，悬胆在内，用物遮盖，不见风日，候至立春日取出，待风吹去胆皮青纸，研细末，用瓶收贮，每吹少许，神验。

庚生按：喉症不一，为害最速，予每以异功丹治之，无不立效，真神方也。

附异功丹方：斑蝥去翅足四钱，糯米炒黄，血竭、没药、乳香、全蝎、元参各六分，麝香、冰片各三分，共研细末，瓷瓶收贮，弗令泄气。用时以寻常膏药一张，取药末如黄豆大，贴喉外，紧对痛处，阅二三时，揭去，即起疱，用银针挑出黄水，如黑色或深黄色，再用膏药及药末贴于疱之左右，仍照前挑，看以出淡黄水为度。不论喉蛾、喉风、喉闭，一切均可用，唯孕妇忌之。此乾隆丁未乩方也。

定乾按：喉风多因风热外邪搏结于外，火毒炽盛于内，肺失清肃，火动痰生，痰火邪毒，或风寒湿浊互结咽喉而致，可见喉部红肿剧痛，痰涎壅盛，阻塞气道，呼吸困难，语言难出，汤水难下，发病迅速，严重者可发生窒息或死亡。

此是铃医吹喉霸道之药。腊月初一用猪胆装入上药，由胆汁泡着，用棉线扎紧口，再用牛皮纸包好以防虫咬。在地下挖一个坑，上口横放小木棍，挂胆在内，用竹笠盖住，不可风吹日晒雨淋，立春之日取出后，再挂屋檐下风干，研细末于瓷瓶贮备。诸药合用能清利咽喉，解毒祛痰，疏风散热，疏通闭塞，故吹之神效。

另附有喉风散吹之更捷：珍珠三钱，牛黄一钱，冰片五分，共研末吹之即效。

吹喉药

治急缠喉风、乳蛾、喉痹。

白矾三钱　巴豆五粒（去壳）

用铁勺将矾化开，投豆在内，俟矾干，取出巴豆，将矾收贮，遇喉痛者，以芦管吹之。此方神验异常，不可忽视。

定乾按：急缠喉风系指咽喉红肿疼痛，项强，喉颈如蛇缠绕之状的病证；乳蛾系咽喉两侧喉核（即腭扁桃体）红肿疼痛，形似乳头，状如蚕蛾，发生于一侧的称单乳蛾，双侧的称双乳蛾；喉痹是指以咽部红肿疼痛、咽痒不适、吞咽不利、干燥、有异物感等为主要表现的病证。

白矾用铁勺加温化开后，投入巴豆肉再熬至白矾干即制成巴矾，去掉巴豆，研极细末于瓷器贮存备用。制巴矾有开关通塞、解毒消肿、化痰散结的功效。用吸管粘一点吹入喉中神效。此药余家中常备，以便急用。

另有简方附之：用食指粘蜂蜜往喉咙肿痛处上下左右按下即通。

黑龙膏

治九种：喉痹，急喉痹，缠喉风，结喉烂，遁虫，虫蝶，重舌，木舌，飞丝入口。

大皂角四十梃，切碎，用水三斗浸一夜，煎至一斗半。入人参末五钱，甘草末一两，煎至五升，去渣，入无灰酒一升，釜煤二匕，煎如饧，入瓶封埋地中一夜，每温汤送服一匙，或扫入喉内，以恶涎吐尽为度，后含甘草片少许。

定乾按：喉痹多由外感邪毒，心火过盛，心脾积热，火毒上冲所致，可见喉咙肿痛，闭塞不通的症状。急喉痹症见咽喉肿痛阻塞，胸闷气促，吞咽不利，痰涎壅盛，声如拽锯。缠喉风为咽喉红肿疼痛，项强而喉颈如蛇缠绕之状的病证。结喉烂即结喉痈，症见咽喉红肿灼痛，颈肿胀，肿塞咽喉，汤水难咽，化脓流涎伴寒战发热等。重舌症见舌下血脉肿胀，状似舌下又生小舌，或红或紫，或连贯而生，状如莲花，饮食难下，言语不清，口流清涎，日久溃腐。木舌症见舌肿满口，坚硬不能转动，多因心火过盛，心脾积热，火热上冲所致。飞丝（蜘蛛丝）入口是飞丝误入口中致口内红肿胀满，疼痛难忍，起血疱等。遁虫（隐翅虫）叮过的食物，或有毒虫蝶（粉蝶）的粉掉落的食物，若人吃了可引起咽喉红肿疼痛和阻塞。

黑龙膏熬制法：以大皂角、人参、甘草如上法熬制，去渣后加无灰酒、釜煤（百草霜），再煎成滴水成珠，用筷子挑起如棉丝一样，倒入瓷瓶之中密封，埋地下一夜出火毒，因其颜色又黑又亮故称"黑龙膏"。每次一匙用温开水化开送下，或用鹅羽蘸膏扫入喉内，能使恶涎吐尽，又不伤正气。

冰梅丸

治喉痹十八种俱效。

天南星鲜者二十五个（切片）　半夏五十个（鲜者佳，切碎）　皂角（去弦净）四两　白矾　白盐　防风　朴硝各四两　桔梗二两

拣七分熟梅子一百个，先将硝盐水浸一周时，然后将各药碾碎，入水拌匀，再将梅子置水中，其水须透过梅子三指，浸七日，取出晒干，又入水中浸透晒干，以药水干为度。将梅子收入瓷器密封之，有霜衣起愈妙。用时以白棉裹噙口内，令津液徐徐咽下，痰出立愈。一梅可治三人，不可轻弃。此方极有验，屡试屡效。

定乾按：此是用药特制的霜乌梅。方中鲜南星、生半夏化痰力峻而速，能过关斩将；皂角、白矾二药配伍名"稀涎散"，涌吐风痰最好；硝盐水浸梅子以增强生津润喉、消肿止痛之功；桔梗开音利咽，祛痰排脓，有载药上行之力。

按上法炮制好后，用纱布包住梅子含口内徐徐把津液咽下，使药力集中直达喉咙，有开关通塞、吐痰消肿的功效。此梅主要用于痰涎壅盛，咽喉闭塞不通的各种喉痹，屡用屡验。

中分散

治惊风定搐。

螳螂_一个_ 蜥蜴_一条_ 赤足蜈蚣_一条_

各中分之，随左右研末，男左女右，以一匙吹鼻内搐之，右即右定，左即左定。

定乾按：中分散为走医治惊风定搐药效极佳的药物之一。螳螂、蜥蜴、赤足蜈蚣必须要用野生的，捕捉后，用刀从中间分开，左归左，右归右，分别晒干或烘干研末备用。男病用左边，女病用右边，切勿搞错，故名中分散。凡大人、小儿一切惊风，高热惊厥，角弓反张，四肢抽搐等，吹入鼻孔立效。

仙传急风散

治中风中痰，服之立效。

生石膏_十两_ 辰砂_五钱_

上药共研细末，和匀。大人每服三钱；小儿一岁至三岁一钱，四岁至七岁一钱五分，八岁至十二岁二钱，十三岁至十六岁二钱五分。用生蜜汤调服，亦屡试屡验者。

庚生按：此方见于《鸡鸣录》，治痰热痉厥（即急惊风），如治大人痰厥、类中，则须每服三五钱，亦用生蜜调服，无不验者。

定乾按：辰砂又称朱砂、丹砂、赤丹、汞砂，湖南辰州（今源陵）产者佳，故名辰砂（按鲤鲮丸方制）。加生石膏共研细末。凡由热、风、燥邪气侵肺引起的各种痰厥，用蜂蜜调开水送下立效。此方药简力宏，是铃医用于治疗中风中痰的极佳药物。

神穴丹

治惊风痫疳。

煅紫色蛇黄四两 猪屎二两（以泥固煅过） 铁粉一两 朱砂五钱 麝香一钱

共为末，糯米粉糊丸如芡实大。漆盘晒干，细看每丸有一小孔，故名神穴。每服一丸，薄荷酒冲服，立苏。如疳热，冷水调服。

定乾按：蛇黄即蛇含石。猪屎先用荷叶包住，再用烂泥裹住，放炭火中煅后，臭气自能散去。因蛇黄、铁粉、朱砂诸药都是金石质重之药，猪屎、麝香为轻浮之物，用糯米粉调和糊丸晒干后，收缩性比较大，每丸必有一小孔，故名神穴丹。凡惊风、抽搐、神昏、癫痫用薄荷酒冲服此丹即醒。

陈氏神效小红丸

治小儿一切咳嗽，惊痫发搐发热，齁喘痰涎上壅，痰厥猝倒等症。

全蝎一两（去刺洗净炒） 南星一两 朱砂四钱五分 珠子一钱 巴豆霜（去油净炒）二钱五分

上为细末，糯米糊为丸，如菜子大，周岁者每服五十丸，二周岁者百丸，看小儿大小壮实，用灯心煎汤送服。此吴中陈氏治急惊风秘方也。

定乾按：陈氏小红丸是铃医专治儿科喘咳痰壅、痰厥惊痫、发热抽搐的霸道之药，用灯心草煎汤送下即效。朱砂必须按鲤鲮丸方制。珠子即珍珠，嵌入豆腐内同煮2~3小时至豆腐分解后，取出洗净，入灯心草中一起研，以防珠子太脆弹出外面，研细后吹去灯心草即可。此丸药峻力猛，须点到为止，不可多服或过服，以免中毒，切记。

稀痘丹

赤豆 黑豆 粉草各一两

上为细末，用竹筒刮去皮，两头留节，一头凿一孔，以药末入筒内，用杉木砧塞紧，黄蜡封固，外以小绳系之，投入腊月厕中，满一月即取出，洗净风干，每一两配腊月梅花片三钱，和匀。若得雪中梅花落地者，不著人手以针刺取者更妙。儿大者用一钱，小者五分，俱以霜后丝瓜藤上小丝瓜煎汤，空心调服。汤宜多饮，忌荤腥，十二日解出黑粪为验。一次可稀，三次不出，每年服一次。

定乾按：稀痘丹必须按以上方法炮制，切不可嫌臭偷工。茅厕以露天为最好。方中粉草即野生甘草。腊月梅花能开胃散郁，生津化痰，活血解毒，并非是观赏"腊梅"。此丹专治小儿痘疮邪毒内闭之症。余师门将本方用于治疗温病发斑、大热烦渴、疮疡肿毒等症，每收奇功。服药期间忌荤腥发物。

梅花丸

治小儿痘疹，此药实能起死回生。

腊月取梅花不计多少，阴干。有一两，外用当归一钱五分，茯苓一钱，升麻五分，竹茹八分，甘草三分，用水盅半，煎八分，温热时将梅花拌，浸一日取出，晒干研末。如男孩病，用雄鸡一只，吊起左足，良久将竹枪入鸡喉内，取血调梅花末，为丸如绿豆大，滚水吞服二丸，即刻见功。如女孩病，用老雌鸡，吊右足，取血，照前吞服。此方制好，晒干以瓷器收贮听用，万无一失。虽十分危险，但略有微气，用滚水送下立愈。只不宜多服耳。

定乾按：腊月梅花用当归、茯苓、升麻、竹茹、甘草汤浸泡后，能增强清热解毒、活血透疹的功效。制丸时须分清男女，男孩用公鸡一只，吊起左足用竹刀刺鸡冠取血，调腊月梅花末和丸。女孩用母鸡按前法取血制丸。取鸡血后必须放生，不可以命换命，愈后忌食鸡肉。此是余师门嘱咐，切记。梅花丸用于小儿痘疹邪毒内闭、神昏惊厥、麻疹不透、烦躁不安等证。服下有起死回生的功效。

换痘丹

凡痘密如蚕种，周身皮毛一片者，服此方，其毒便解，能另发一层好痘，可以起死回生。

犀角一两　梅蕊一两　丝瓜灰一两　雄黄一钱　朱砂二钱　滑石一钱　麝香三分

上为末，用麻黄膏丸如芡实大。每服一丸，酒浆化下。

定乾按：换痘丹用于麻痘邪毒闭肺，邪毒攻喉，邪陷心肝，病情险恶，生命垂危之闭证。故用名贵的犀角、麝香增强药力。梅蕊即梅花蕾。上药共研细末，用麻黄煎汤，浓缩成膏后调和为丸，阴干于瓷器贮存备用。服用时用无灰酒化开送下。此丹服后其毒即从大小便排出而解，又能使病人重新生发一层好痘，故名"换痘丹"。此丹虽神效，但药物奇缺而贵重，非救命时不可轻用，切记。

钉胎丸

治频惯堕胎，每三四月即堕者，于受孕两月后服之。

杜仲八两（糯米煎汤浸透炒去丝）　续断二两（酒浸焙干为末）

以山药五六两为末，作糊丸如梧子大，每服五十丸，空心米饮下。

定乾按：杜仲用糯米汤浸透炒，能增强补肝肾、壮腰膝、强筋骨、安胎的功效；续断酒浸后能加强补益肝肾、强筋健骨、疗伤续折、止血安胎的功效。二药共研细末以山药粉调糊为丸。此丸应在妇女怀孕前两个月开始服用，空腹用稀粥送下，直服至孕后五个月。本丸对肝肾两虚不能固护胎元所致的屡孕屡堕或应期而堕的孕妇，有补益肝肾、固元安胎的功效。本方服后可使胎如铁钉钉板之固，故名钉胎丸。

治伤寒

糯米粽无束者，和滑石末砸成锭，曝干烧炭，浸酒去炭，热饮之。七日内者，即汗；七日外者，次日汗。

定乾按：糯米粽和滑石末捣匀成锭，晒干后烧成炭备用。其炭能温暖脾胃，散寒透表，加入无灰酒中煎后热饮，能增强温阳散寒、透邪外出的功效。病人服后汗出邪退，伤寒即能自愈。

千金硝石丸

止可磨块，不令困人，须量虚实。

硝石六两　大黄八两　人参　甘草各三钱

上为细末，以三年陈苦酒三升置器中，以竹片作准，每酒一升作一刻，先入大黄不住手搅，使微沸，尽一刻，乃下余药，又尽一刻，微火熬，便可丸桐子大，每服三十丸。服后下如鸡肝、米泔赤黑色等物即愈。下后忌风并生冷，宜用稀粥调理。

定乾按：本方用于治疗由肝郁气结，瘀血停聚，痰食交阻，气机不利，积而成聚所致的积聚。积属有形，结块固定不移，痛有定处，病在血分，是为脏病；聚属无形，包块聚散无常，痛无定处，病在气分，是为腑病。故用硝石、大黄消积磨块；人参、甘草补脾和胃。用陈苦酒（陈米醋）制上药后，能增强益气除积的功效。余用此药治疗积聚（肝脾肿大、腹腔肿瘤）疗效非凡。服药期间忌一切生冷发物及房事。切记。

珍珠滚痰丸

治小儿痰塞心胸，服之立效。

半夏五十粒　巴豆三十粒（去壳）

同半夏煮，待半夏熟烂，取出巴豆，只用半夏，烘干为细末，米糊为丸如菜子大，朱砂为衣，晒干，用萝卜汁吞服七丸，大人倍之。

庚生按：此方治痰极有效。癫痫、痰厥及喉痹之属，有痰者均可用。

定乾按：珍珠滚痰丸是铃医治痰霸道之药，从不离身。方中半夏经巴豆同煮后，增强了降气除满、豁痰开塞之功；又用米汤和丸可健脾护胃，缓解半夏之毒；再用朱砂重镇安神为衣，晒干后备用。用止咳化痰的萝卜汁送下，其功效倍增。余常将本方用于痰塞心胸、癫痫痰厥、咳嗽哮喘、痰迷心窍等症，病人服之立效。

三阴久疟立止神方

常山苗六钱　乌梅三钱　陈皮　槟榔　制首乌　酒炒归身各二钱　法半夏　川桂枝各一钱　丁香十粒　生姜二片　红枣五枚

上药，在临发前两时辰煎服。或吐或泻，其病自愈。倘一剂未能痊愈，再服一剂，无不立止。

庚生按：疟疾缠绵，往往致败。古方每用草果、常山以取速效，殊非善法。上元张立侯口传一方：用常山二三两为末，鸭蛋七枚，同药末入砂锅煮极热，病发时取蛋握于手中，冷即更换，仍将握过之蛋再煮再握，俟疟止方住。下次发时，照前煮握，二三次后即可止矣。不伤元气，大可用也。

又方：常山一两，黑豆一合，同煮。捡去常山，专食豆，亦效。

又方：旱莲草捶碎，男左女右置手寸口上，以钱压之，用带扎定，良久起一小疱，谓之天灸，其疟亦止。

定乾按：疟疾俗称打摆子、三日二，有间日疟、三日疟之分，是由疟原虫引起的传染性寄生虫病。病人先发冷发抖，皮肤起鸡皮疙瘩，面色发绀，半个时辰后体温迅速升高，致使头痛面红，全身酸痛，恶心呕吐，腹痛腹泻，抽搐昏迷，神志模糊，偏瘫失语等。

本方用常山苗（功胜常山）涌吐，截疟；配乌梅、丁香、法半夏健脾和胃，降逆止呕；陈皮、槟榔行气破结，燥湿除痰；制首乌、酒归身补肝肾，益精血；川桂枝、生姜、红枣调和营卫。诸药合用，有扶正祛邪、吐痰截疟之功。服后非吐即泻，一剂轻，二剂愈。神方也。

另附验方：青蒿（菊科蒿属）二两用水煎沸后温服，疟疾立解。

截药外治门

截药外治门共八十五条，主要介绍了中医外科外治法，如：疔疮痈疽、疮疡发背、瘰疬痰核、疥癣痣疣、臁疮梅毒、金枪所伤等症。采用消、托、补三大法则治疗，另用膏药、围箍、丹药等法，使疮毒移深就浅，早日成脓，达到脓出毒消、肿痛消退的目的。

散毒仙丹

治疮疡。

银花　生甘草　当归　蒲公英各一两　黄芩一钱　乳香一钱

上乳香研末，先将银花等五味用水五碗煎成一碗，将乳香末调服，神效。

定乾按：金银花、蒲公英、黄芩清热解毒，消肿散结，为治疮疡肿毒之要药；当归、乳香活血散瘀；甘草调和诸药。诸药合用有清热解毒、活血止痛、消肿散痛的功效。凡疮疡初起，证属阳邪体实者，服此方后则脓未成者散之，已成者溃之。余多用此方，屡用屡验，不愧是散毒仙丹。另有简单治疮疡验方附之。

附验方一：天花粉三钱，甘草一钱，金银花一两，蒲公英五钱。水煎服。

附验方二：皂角刺一两，白芷五钱，天花粉三钱。水煎服。

上方用于疮疡初起者，一剂痛减半，二剂全减，三剂疮口痊愈。

消毒散

治痈疽疔毒及初生多骨疽。

大黄—两 芙蓉叶—两（晒干为末）麝香 冰片各三分 五倍子—两 藤黄三钱
生矾三钱

上药为末，米醋调成如厚糊，涂于多骨疽之四周，中留一穴如豆大，以醋用鹅翎不时扫之，一日夜即内消。若不扫之，虽涂亦无益。其余痈疖亦以此药敷之，极神效。

庚生按：多骨疽属阴者多，初起往往不疼不痛，此方只宜于痈疖等阳毒，但不可施之阴症，似于多骨疽不甚相宜。

定乾按：痈疽疖毒及初生多骨疽，多由外感六淫毒邪，或过食膏粱厚味，聚湿生浊，邪毒湿浊留阻肌肤，郁结不散，则营卫不和，气血凝滞，化火成毒而成。

凡痈疽疖毒及多骨疽初起红肿疼痛者，余用此方去掉麝香，用米醋调成糊状，涂于患处四周，留疮头。敷药后一宿即能消肿，神效。对毒气深沉内陷，结聚于骨深部的脓疡或多骨疽，不可以用此药敷之。

阴阳黄

治发背、痈疽、疔疮、恶疖一切无名恶疮肿毒，焮（音"信"）热疼痛，初起未溃者。

锦纹大黄不拘多少，一半火煨熟，一半生用 甘草节等分

上药为细末，每服一匙，空心温酒调服，以疏利为度。

定乾按：生大黄清热解毒，泻火攻积；熟大黄活血化瘀，消肿散结。生熟合用故名阴阳黄。用甘草调和大黄苦寒之性，免伤脾胃之气，亦可补脾益气。妙在于空腹时用温酒（黄酒）调服，以增强解毒活血、消肿散瘀的功效。

阴阳黄是铃医便贱之药，方简药验。一切无名恶疮肿毒焮热疼痛，初起未溃者，服下即效。

五毒丹

此方创于疡医公孙知，点一切痈疽，无不神效。

丹砂养血益心，雄黄长肉补脾，矾石理脂膏助肺，磁石通骨液壮肾，石胆治筋滋肝。

上药各等分，入阳城罐，盐泥固济，升炼，取飞霜用。

定乾按：五毒丹炼法，用阳城罐，或铜锅及粗瓷大碗一只（口须小于罐口），丹砂、雄黄、矾石、磁石、石胆等份捣碎拌匀，入罐或锅后用粗碗盖住湿棉花塞紧，桑皮纸卤水浸软贴棉花上密封，盐和泥调和再封，不使漏气，然后用秤砣将碗底压住。将罐或锅放炭火炉灶上煅炼一柱香时即可，冷却后去封口盐泥及纸，取下粗碗见底粘霜即是，刮下霜放于瓷瓶贮存备用。凡一切痈疽肿毒未破者，用此丹药点之即散，神效。

发背膏药

此方甚奇，以千金得之，用无不效。

滴乳香四两（箸包烧红，用砖压出油）　净没药四两（照前式去油）　鲜油血竭四两　白色儿茶四两　上好银朱四两　杭州定粉四两　上好黄丹四两　上铜绿三钱

上药各另碾至无声为度，筛极细末，拌匀，临时照所患大小，用夹连泗油纸一块，以针多刺小孔，每张用药末五钱，以真麻油调摊纸上，再用油纸一块盖上，周围用线缝好，贴患处，用软绢扎紧，自然止痛，化腐生新。过三日将膏揭开，浓煎葱汤，将患处洗净，软绢拭干。再将膏药翻过，用针照前多刺小孔贴之。因药品甚贵，取其可得两面之药力也。无火之人内服十全大补汤，有火之人减肉桂、姜、枣，按日煎服，兼以饮食滋补，无不取效。至重者用膏二张，百无一失。

庚生按：此方破溃后用之最效。若未溃、未出大脓，非所宜也。

定乾按：痈疽之生于脊背部位者，统称发背。此病属督脉及足太阳膀胱经病，系火毒内蕴所致，以发病急、数天后疮头甚多、上有脓点、形如莲蓬为特点。疮头脓稠难溃，按之流血，至八九日，溃头成片，脓腐难出，

败脓入腑必危及生命。

此发背膏药，余从铃医前辈处拿来用过，疗效神奇，难以用言语描述。方中乳香、没药要炒至油尽。杭州定粉即铅粉。上药要各自用碾碗碾至没有声音，可用水飞法将药粉研至更细。用麻油把上药调均匀，放牛皮纸上贴患处，外用胶布粘住即可。此膏不但能治痈疽发背、疔疮肿毒，还能治疗瘰疬、瘿瘤等症。贴之神效。

大黑虎膏

痈疽发背，跌仆损伤，折骨疔疮，皆可治之。

白芷 大黄 黄连 白及 白蔹 黄芩 木鳖 黄柏 羌活 独活 金毛狗脊 杏仁 当归 芍药 川芎 肉苁蓉 生地 前胡 肉桂 柴胡 荆芥穗 黄芪 连翘 防风 蓖麻子 乳香 没药 血竭以上各一两 樟脑 血余各四两 香油三斤 飞丹一斤 麝香五钱 槐柳枝各二两

上乳香等细药另研听用，余药入油熬黑枯色，滤去渣再熬，以滴水不散为度。入飞丹以槐枝不住手搅之，入水和软，不断不黏即住火。入乳香、没药、血竭三味，次入樟脑、麝香，搅匀收用摊贴。

按：蔡月笙家有紫玉膏方，治一切疑难外症，无名肿毒。未破者即可渐消，已破者拔毒收功。用白及、白蔹、商陆、当归、独活、羌活、赤芍、蓖麻子、马前子、大黄各一两，血余一大团（须用男子发），浸入麻油二斤，文武火熬至药枯焦为度。用细绢将药渣漉出，再将油入锅内熬至一斤，入黄丹细末半斤收用。此方价廉而神效，附录以备采用。有心济世者，宜随时照方法制，以备缓急，费不多而获效最溥也。

定乾按：大黑虎膏是铃医通治霸道膏药，凡外伤肿毒都可贴之。方中清热解毒、消肿排脓、生肌敛疮、活血化瘀、行气止痛等药物配伍结构全面。上药用麻油浸泡一天后，入铜锅中熬至药枯焦色时，即去掉药渣再熬至滴水成珠，以黄丹收膏，后入樟脑、麝香芳香升发之药搅拌均匀即可。紫玉膏熬制方法略同。此膏药贱价廉多用于贫困之人家。如根深蒂固之病非大黑虎膏不可。

一笔消

雄黄二两　麝香三钱　藤黄一两　人中白五钱　朱砂二钱　蟾酥一两　白及二钱　生白蔹二钱

上药共研末，用广胶三钱，烊化，和药末为锭，用时磨药，以醋水涂之。

定乾按：一笔消是铃医外科常用之药，方中药物名贵而霸道。余师祖还有留下此药笔。用雄黄、藤黄、朱砂解毒消肿，祛腐敛疮；麝香、蟾酥止痛消肿，攻毒祛腐；人中白清热降火；白及、白蔹敛疮生肌。用广胶炖烊后加入药末拌均匀，做成一寸长、筷子粗的锭（师门叫药笔），阴干备用。凡疗疮痈疽，发背肿毒，红肿疼痛者，可将药笔用醋磨一点，毛笔蘸药涂患处，则病立消，故名一笔消。

移毒丹

凡毒在紧要处，移在他处，庶不伤命。

地龙装在经霜丝瓜内煅枯焦，连瓜为末，每三钱加麝香二分　乳香　没药各五分　雄黄一钱　蟾酥一分　黄蜡一两

上药共为末，蜡丸，每服三分。上部要处，用甘草、桂枝、麻黄煎酒下，即移在左手。如在背上，用羌活、防风、生姜汤下，即移在臂上。如下部，用木瓜、牛膝、灵仙、陈皮、独活、生姜汤下，即移在足下。极为神效。

定乾按：凡毒在胸腹及后背部紧要之处，根深蒂固，危在旦夕者，服用此药丸能引邪达表，移在他处，先不使伤命。须分清病变部位并用不同药引煎服送下。后再用其他妙药治疗，也有可能达到起死回生之功。

方中乳香、没药、雄黄（必须按鲤鲮丸方制）、蟾酥活血强心，地龙有通络引邪外出之功，共碾细末以黄蜡（蜂蜡）化开和丸。余用此方治疗背痈内攻脏腑者，和几例肠癌、肝癌危及生命的重症病人，确实神效。

大提药方

治对口发背，恶疽初起，围敷四五日即消。

雄黄　藤黄　当门子各一钱　朱砂三分　蓖麻子肉三钱　红升药一钱五分

先将蓖麻子研如泥，后和各药研烂，用瓶罐封贮，弗令泄气。

定乾按：对口即对口疽，指生于脑后发际正中的有头疽。因头为诸阳之会，脑为髓海，疽发之后，毒邪内陷，易伤脑髓，致神志昏愦而成险证。发背即生于脊背部位的痈疽的统称，由膀胱经湿热邪毒上壅或阴虚火炽，热邪上乘所致。

大提药是铃医外用拔毒消毒的特效药，余师门多不用当门子（麝香），因此货奇缺又多假，故用老梅片（冰片）代。方中红升药（红升丹）不可以用他药替代。此药拔毒、提脓、生新之功最神。余多用（红升丹）单方治疗各种溃疡疮口不敛，肉芽暗滞，腐肉不净之症，每收奇功。另外，蓖麻子肉单方捣烂外敷能消肿拔毒，可用于痈疽初起。上药合用于对口疽、发背、疔疮痈疽及各种红肿恶毒初起者，敷之即消。

黄提药方

治一切恶毒未成者，即消，已成者，亦能化腐，治疗毒更妙。

郁香　雄黄各二钱　牛黄　蟾酥　硇砂　麝香　冰片各五分　巴豆肉八钱　蓖麻子肉五钱

上药共研末，捣匀，放膏药上，少许贴之。

定乾按：本方中郁香为郁金。此方系《种福堂方》所出，原方为：郁金、雄黄、藤黄各二钱，牛黄、蟾酥、硇砂、麝香、冰片各五分，巴豆肉八钱，蓖麻子肉五钱。须按原方配伍应用。

此方只有用真品药材才能奏效，但方中的药多名贵奇缺，难寻又多假。余听师父所说此提药攻无不克，战无不胜，无坚不摧，其药效之强大前所未闻。凡一切恶毒恶疮、瘰疬（淋巴结肿大）、石瘿（甲状腺癌）初起者或脓未成者，贴之即消；已成者，亦能祛腐生肌。

白灵药

炉甘石—两 黄连—钱 黄柏 黄芩各二钱

上药将黄连、黄柏、黄芩浸汁，将甘石放倾银罐内烧红，投以药汁，分作九次收干，以甘石烧酥为度。晒干研细末，加冰片五分。治口碎、点眼最妙。加珍珠少许，治下疳亦验，可生肌长肉。凡有热毒，配三白升药，人乳调敷，立愈。

定乾按：白灵药是铃医不可缺少的外科圣药，消肿拔毒、解毒敛疮之效可立竿见影。炉甘石经黄连、黄柏、黄芩九制后，能增强解毒止痒、明目退翳、收湿敛疮的功效。研细末或水飞备用。

治口碎（口腔溃疡）加冰片；水飞用于点眼（目翳）有神效；治下疳（指发于男女外生殖器部位之疮疡）加珍珠粉点之即效；一切疔疮痈疽，热毒初起者，配三白升药（即水银、白砒、火硝升炼而成）用人乳调匀外敷即愈。

红升丹

亦名五灵升药。

水银 白矾各五钱 朱砂 雄黄各二钱五分 火硝八钱

上照升药法升之。凡一切无名肿毒，如溃久内败，四边紫色黑色，将药用水调稀，以鸡毛扫点，肉色立刻红活，死肉即脱去，再上生肌散，即可收功。凡通肠痔漏等症，将此药以纸卷成条，插管内七日，其管即随药条脱去。

庚生按：此法即外科一条枪法，不可乱用。近时疡医每见疮疡不收口，动辄指为有管，遂用插药烂化，一而再，再而三，愈拔管，愈不收功，因而成为痼疾者有之，因而用刀开割，用线扎破者有之。不知脓出之路即名为管，管者非真有是物也。予手治外疡不少，从未知拔管割管之事，而生肌长肉，奏效如常用，特志此以破世医之惑。至升丹为外科要药，不能不用，然总宜陈至五七年者方可用，且须少用为妙。如系背疮及胸腹诸处疮之溃大者更须慎用。往往有疮未愈，而升药热毒攻入腹内，以至口干，喉破者，人多不知也。

定乾按：红升丹乃铃医外科之仙丹。余师门都是用师传的方法自己炼制，其炼法如下。将火硝、白矾、朱砂、雄黄分别研细末混匀，堆放于三脚小铁锅内，面积不能超出丹碗，铺平之后，用秤杆在药上戳数十个小孔，不可戳到锅底，形似莲蓬，再将水银慢慢挑入孔中。用粗瓷丹碗倒扣锅内，再用桑皮纸或宣纸卤水浸软搓成条，压于碗锅缝间，再加上潮湿沙土与碗平，轻轻压实，以保密封，不使漏气。在碗底上放一棉花球，用秤砣压棉花球上，保持棉花球紧贴碗底。然后平端铁锅放炭火炉上加热，开始炼丹。先以小火烧，后用大火，烧炼二炷香左右，提起秤砣视之，以碗底上棉花球成焦黄色为度。将此铁锅离火冷却后，轻去沙土和纸条，揭开丹碗，可见碗底附着一层朱红色（红升丹）或黄色（黄升丹）物质，小刀刮取下来，于瓷瓶贮存备用。铁锅底留下的白色焦巴，即为丹底，取出研末于瓷瓶贮存备用。凡痈疽破溃者或欲提毒化腐，生肌长肉者，用此丹药最为神速。

白降丹

一名夏冰对配丹。

水银　火硝　白矾　皂矾　炒白盐各九钱

上药共研细，至不见水银星为度，盛于新大倾银罐内，以微火熔化。火急则水银上升，防其走炉，须用烊炭为妙，熬至罐内无白烟起，再以竹木枝拨之，无药屑拨起为度，则药吸于罐底，谓之结胎。胎成，用大木盆一个盛水，水盆内置净铁火盆一个。木盆内水须及铁盆之半，然后将前结成之胎，连罐覆于铁盆内，外以盐水和黄土将罐口封固，勿令出气，出气亦即走炉。再用净灰铺于铁盆内，灰及罐腰，将灰平铺，不可动摇药罐封口，碰伤亦要走炉。铺灰毕，取烧红栗炭攒围罐底，用扇微扇，炼一炷香，谓之文火；再略重扇炼一炷香，谓之武火。炭随少随添，勿令间断而见罐底，再炼一炷香，即退火。待次日盆灰冷定，用帚扫去盆灰，并将封口之土去尽，开看铁盆内所有白霜即谓之丹，将瓷瓶收贮待用，愈陈愈妙。其罐内原胎研掺癣疮神效之至。若恐胎结不老，罐覆盆内，一遇火炼，胎落铁盆，便无丹降，亦谓之走炉。法用铁丝做一三脚小架，顶炉内撑住丹胎，最为稳妥。此丹如遇痈疽发背疔毒一切恶疮，用一厘许，以口津调点毒顶上，再以膏药盖之，次日毒根尽拔，于毒顶上结成黑肉一块，三四日即脱落，再用升药数次即收功。

此丹用蒸粉糕以水少润，共和极匀，为细末，搓成条子，晒干收贮。凡毒成管者，即约量管之深浅，将药条插入，上贴膏药，次日挤脓，如此一二次，其管即化为脓。管尽，再上升药数次，即收功矣。此丹比升丹功速十倍，但性最烈，点毒甚痛，法用生半夏对换，再加冰片少许，能令肉麻不痛。

庚生按：降丹乃治顽疮、恶毒、死肌之物，万万不可多用乱用，务宜慎之。

定乾按：白降丹降法描述比较清楚。白降丹极少用纯品，因其腐蚀性能太强，易伤肌肉，故多配成"九一丹"（纯丹一份配九份熟石膏，余类推之）、"八二丹"或"七三丹"。可将丹粉配比好撒在痈疽肿毒疮口上，或搓成药条直接插入瘘管之内。凡拔管破溃，死肌化腐，顽疮恶毒等症，用之立效，但切不可乱用此丹，以免后患无穷。铃医先辈留下一言：能升能降，江湖浪荡。其中，"能升能降"指的是升丹和降丹。这句话的意思是一个铃医如果会用升丹和降丹，就是顶尖高手，任你在江湖上游走，到哪里都有吃的喝的。

五宝霜

治痈疽、杨梅疮等症。

水银一两　朱砂　雄黄各二钱五分　白矾　绿矾各二两五钱

上药研匀，用瓶罐装盛，上盖灯盏，盐泥固济，文武火炼升，罐口扫收。每用三钱，入乳香、没药各五分，酒太乙膏土贴之。

庚生按：此方最为神验。

定乾按：五宝霜炼制更简，朱砂、雄黄、白矾、绿矾各研细和匀，后入水银，以研至不见水银星为度；装入耐火罐中，上面用丹碗盖住，再用盐泥加水调湿密封罐碗之间，先以小火，后用大火，烧炼二炷香左右，离火冷却，后取下附在碗底之霜即可。凡痈疽肿毒，杨梅疮毒，臁疮褥疮，或欲提毒化腐，生肌长肉者，将本品研细末加入乳香、没药并用太乙膏调匀贴患处，神效。

四金刚

治无名肿毒。

当归八钱　黄芪五钱　粉甘草二钱　金银花一两

用水一碗，陈酒一碗，合煎，空心服。

定乾按：四金刚用当归养血润燥；黄芪补气扶正，托毒生肌；金银花、甘草清热解毒，疏散风热。余多用此方加皂角刺一两，借黄酒当水煎药以增强活血通络之力。本方可治疗各种无名有名肿毒，服后无不应手而除。此方对气血两虚之人所患疮疡肿毒，脓未成者散之，难消者溃之，已溃者愈之，真神方也。

五虎下西川

治无名肿毒、痈疽发背等症，三日即愈。

穿山甲（炙研）　黄芪　白芷　当归　生地各三钱

用黄酒三碗或酒水各半，煎一碗服之，在头面者加川芎五钱，在身上者加杜仲五钱，在两腿者加牛膝五钱，在肢臂手足者加桂枝五钱。

定乾按：本方是铃医治疗一切疮毒痈疽及发背等症的神方。服用后效果立竿见影。其方集稳、准、狠、巧、捷为一体，配伍得体紧凑，反应快速灵活，干净利落，刚劲有力，有五虎下山之势，故称。余用黄酒或酒水各半煎药，对因正虚毒滞难化，不能透毒外出，或难溃难收的病人疗效显著。服药期间切忌腥味发物及房事。

离宫锭

治无名肿毒。

蟾酥 血竭 胆矾 朱砂各三钱 京墨一两 麝香一钱五分

上药各研末，和匀入糊，搓成锭，晒干，用清茶研敷。

定乾按：锭即用硬木板雕刻成凹形模，内刻花鸟鱼虫及文字，如：离宫锭模板内刻丁酉二字，合药成锭后即成丁酉离宫锭，余类推之。药锭多是外用之药，因体积小，使用方便，有利于外出携带，是铃医最喜欢的药之一。

本方以蟾酥解毒消肿；血竭、京墨、朱砂化瘀敛疮；胆矾解毒祛腐；麝香开窍，辟秽，通络，散瘀。上药各自碾细末，蟾酥用烧酒化开，和均匀后入模成锭，阴干备用。因方中有六味药，且其中血竭、朱砂是红色，正合离宫八卦，故称"离宫锭"。凡疔疮痈疽及无名肿毒初起者，用清茶磨化本品涂患处神效。

坎宫锭

治一切赤热肿痛，并痔漏诸毒。

京墨 熊胆 胡连 儿茶 牛黄各三钱 冰片一钱 麝香五钱

上药各研末，用猪胆汁加生姜、大黄水浸取汁，酽醋各少许，相对和药为锭，用时以冷水磨浓，用笔涂之，立愈。

定乾按：坎宫锭是铃医前辈治疗外科的圣药。凡一切焮热红肿、疼痛难忍的肿毒，皆可用冷水磨化本品涂患处，有神效。因此锭多是用寒凉之品制成，正合坎宫卦"坎为水，水性向下，水欲流而必低洼有坑，水上加水，水多为患"之意，故称"坎宫锭"。

方中诸药各自研细末，用猪胆汁加生姜、大黄浸浓汁后加点酽醋（陈米醋）调和入模为锭，阴干于瓷瓶贮存备用。

铁井阑

治痈疽肿毒。

重阳取芙蓉叶研末，端午前取苍耳烧存性研末，等分，蜜水调涂四周，其毒自不走散。

定乾按：芙蓉叶（锦葵科木槿属）性凉，味微辛，有清热解毒、消肿排脓、活血消肿的功效。此药被铃医称为清凉膏、清露散、铁箍散。凡一切痈疽发背，乳痈恶疮，不管已成未成、已溃未溃，加蜂蜜捣烂敷患处四围，中间留头，药干即换。肿毒初起红肿者，敷上顿觉清凉，痛止肿消。已成痈者，敷上即脓聚毒出。已穿破者，敷上即脓出易敛。苍耳草（菊科苍耳属）味甘，性温，有解毒止痛的功效，端午前收取晒干烧存性研末备用。余治疗痈疽红肿疼痛者单用芙蓉叶，疮毒平塌内陷者加苍耳草，蜂蜜调融外敷每收奇功。

代刀膏

桑木灰七钱　矿子灰五钱　荞麦秸灰一两　茄科灰一两

放锅内用水五碗，滚十数次，用布袋滤去渣，用铁勺熬成一小杯，存用。如肿毒有脓不得破头，将此药在所患顶上画一十字，即出脓。诸般大疮有疔角腐肉不脱者，用此药水洗之。如点面上黑痣雀斑，尤神效。

庚生按：用此破头虽效，然往往内溃太甚，沿烂好肉，不若待其脓足时，以刀针穿破为妙，至用此方，洗腐肉，痛不可当，切弗轻用。

定乾按：桑木灰、矿子灰（生石灰）、荞麦秸灰、茄科（茄茎）灰水煎药浓缩成膏后，形成一种腐蚀性特别强的碱，用于脓肿破头或点痣、取疣极好。因病人惧刀，可用此药代刀，故称"代刀膏"。本方应用时须点到为止，不可多用，以免皮破内溃伤及好肉；更不可用此药清洗腐肉，以防越洗越烂，伤及筋骨，疼痛难忍，难以收口。切记。

生肌散

一名海龙粉。

龙骨 血竭 红粉霜 乳香 没药 海螵蛸 赤石脂各一分 嫩石膏二分

上药研细末，敷上极效。大凡生肌散内要配粉霜，若要去腐肉，每一两配入粉霜或三分五分；如治下疳等疮，每两配一二分。

定乾按：生肌散为传统中医外科的常用药，品种繁多，但总以祛腐生肌、收湿敛疮、促使疮面早期愈合为主。唯铃医之生肌散药贱效验。

方中龙骨、海螵蛸、赤石脂、嫩石膏（煅石膏）敛疮生肌，收湿止血；血竭活血定痛，化瘀止血，敛疮生肌；红粉霜（红升丹）拔毒生肌；乳香、没药活血祛瘀，行气止痛，消肿生肌。上药研细末备用。凡跌打损伤，出血不止，皮肉俱烂，疮疡久腐不敛等敷之神效。

开刀麻药

草乌 川乌 半夏 生南星 蟾酥各一钱 番木鳖 白芷 牙皂各三分

上药共为末，临时水调，敷一饭时，开刀不疼。

庚生按：草乌、川乌宜用尖，半夏宜用生，或胡椒末亦可，用烧酒调更速。

定乾按：此方确实神奇，不但用于局部麻醉止痛，也可用于风寒湿痹、阴毒积块、痛彻钻心等症，用烧酒调敷立能止痛。方中都是有毒麻醉之药，能搜风入骨，祛风通络，散寒止痛。诸药必须要用生品，否则无效。切记。

换皮麻药

凡欲去皮之疮癣，先服此药，使其不知痛苦，然后开刀，掺生肌药。

羊踯躅三钱 茉莉花根一钱 当归一两 菖蒲三分

水煎服一碗，即如睡熟，任人刀割不痛不痒。

换皮后三日，以人参五钱，生甘草三钱，陈皮五分，半夏一钱，白薇一钱，菖蒲五分，茯苓五钱，煎服即醒。

庚生按：茉莉花根务宜慎用，《本草》言其醉人每至不醒。

定乾按：羊踯躅即闹羊花（杜鹃花科杜鹃花属）味辛，性温，有大毒，能祛风除湿，活血镇痛，多服必醉难醒。闹羊花毒性大，羊误食其叶常踯躅而死，故又名羊踯蠋，故非必用不可轻投，余少量用于肺癌其效非凡。茉莉花根味苦，性温，有毒，麻醉镇痛、安神活血之效极好。当归通经活血；菖蒲引药入心，以行药力。四药合用即"麻沸散"，为传统中医外科全身麻醉非常有效之方剂。

麻醉后的解药方多有记载。胡延光《伤科汇纂》指出："换皮后三日诸症平服，急用药解之，使醒，……盖羊踯躅专能迷心，茉莉花根亦能使人不知，用菖蒲引入心窍，以迷乱耳，用人参解之。正气盛则邪气自解。"人参益气扶正为君；半夏、陈皮、菖蒲、茯苓醒神开窍、理气化痰为臣；佐以白薇清热凉血，甘草调和诸药。诸药共奏益气醒神、解除药力之功。

生肌散

兼治割瘤，敷之生皮。凡去皮后敷药末五钱，不但不痛，反能作痒。

人参一钱　三七根末三钱　轻粉五分　麒麟血竭三钱　象皮一钱　乳香（去油）一钱　没药一钱　千年石灰三钱　广木香末一钱　冰片三分　儿茶二钱

上药各为极细末，以研至无声为度。修合须用端午日，不可使一人见之。

定乾按：此生肌散和上生肌散功效不同。上方以止血生肌为好，此方以生肌植皮最好。象皮要用淡的，不可用盐制过的。千年石灰即陈石灰（古庙或老房墙壁上的石灰）。诸药必须用碾碗碾至无声（极细）才能用。宜在端午日午时（一年阳气最盛之时）合药，以使效力倍增，合药时不可使女人及牲畜见之。此法遗留千年不可不信，切记。凡褥疮难敛，腐肉难去，水火烫伤及一切久不收口等症敷之皆效。

另附师门生肌散神方：生白及、冰糖，以5：1的比例打粉备用，止血生肌敷之立效。

痈疽

凡人痈疽，发于背上，或生于头顶，或生于胸腹，或生于手、足、臂、腿、腰、脐之间，前阴粪门之际，一服立消，已溃者即敛。

金银花四两　蒲公英一两　当归二两　元参一两

水五碗，煎八分，空心服，一剂，尽化为乌有矣。切勿嫌其药料之重，减去分两，则功亦减半矣。

庚生按：此方消散红肿痈毒疔疖及高肿疼痛之症极效，如平塌麻木色白之症不可用。

定乾按：方中金银花、蒲公英清热解毒，消肿散结；元参清热凉血，泻火解毒；当归补血活血，止痛通络。本方药味少，用量大，配伍得当，药力集中，故一服立消。余用此方加一两皂角刺和少量黄酒，治疗一切痈疽初起焮热红肿、疼痛难忍等症。神方也。

决脓妙法

治痈脓不出。

人乳汁，和面附之。

定乾按：痈脓不出乃气血虚弱，正气不足，疮疡难以消散，亦难成脓，既成亦难消溃。人乳汁能补益五脏，润燥生津，滋补血虚；麦粉补脾益气，安五脏，消痈肿。二药调敷可使正气充足，有托脓外出的功效。

立消散

治便毒痈肿如神。

全蝎（炒）　核桃（去壳肉，只用膈膜，炒）

等分为末，空心温酒调服三钱，午后再服三钱，三日痊愈。

定乾按：便毒即俗称的"偷粪老鼠"，是生于阴部大腿根缝之间的结肿疮毒，其未破溃之时叫便毒，既溃之后称鱼口。

全蝎通络止痛，攻毒散结；核桃膈膜（分心木）软坚收涩。二药碾细末，用热黄酒冲服能增强活血通络之力，促使便毒肿消、结散毒去而愈。

灵异膏

治患毒疽不愈者，以此膏贴之即愈。勿用铁锅煎。

防风　栀子　黄芩　苦参　当归　生地　甘草　银花　大黄　海风藤　赤芍　黄柏　连翘　荆芥　白蒺藜　槐枝各二两　何首乌　白芷　牛蒡子　杏仁　地榆各一两　木通　川芎　山豆根　苍术　独活　羌活　蜂房　蝉蜕　僵蚕　白及　白蔹　麻黄　丹皮各五钱　乳香（研末）二两　没药　血竭　螵蛸　儿茶　龙骨以上研末，各一两　赤石脂二两　麝香二钱　樟脑　轻粉　白蜡　黄蜡各五钱　黄丹水飞过净三斤

上除黄丹及乳香、没药、血竭、螵蛸、儿茶外，用麻油六斤，浸药七日，入乱发三两，熬焦黑色，发化尽去渣。再熬，滴水成珠，下黄丹收膏，停火。下乳香、没药、血竭、螵蛸、儿茶等药，再候少温，下樟脑、轻粉、麝香、黄白蜡，熔化入水中。出火毒，瓷瓶收用。

定乾按：本门象山派有一师祖专用此膏，治疗疔疮痈疽、褥疮臁疮等久治不愈者，有神效。本方药物颇多，制作方法简易，须掌握好火候，搅拌是关键，待熬至滴水成珠时要用黄丹收膏，熬过（老）了贴不住，熬嫩了则会出现贴在屁股跑到脚跟的情况。熬成膏后用瓷瓶贮存备用。以红布或牛皮纸涂上即可贴之。

千里光膏

贴疮疖风癣、杨梅疮毒、鹅掌风等症极效。

千里光（采茎叶捣汁，砂锅内熬成膏）　防风　荆芥　黄柏　金银花　当归　生地各二两　川椒　白芷　大黄　红花各一两　苦参四两

用麻油浸三日，熬枯黑色，去滓，每油二碗，配千里光膏一碗，再熬，滴水成珠，飞丹收成膏，入乳香、没药各一两，轻粉三钱，槐枝搅匀收用。

庚生按：千里光，一名黄花演，生浅山及路旁，叶似菊而长，背有毛，

枝干青圆，立夏后生苗，秋有黄花，不结实，为外科圣药。俗谚云：有人识得千里光，全家一世不生疮。亦能明目去翳，治蛇咬伤，又名金钗草。

定乾按：千里光（菊科千里光属）有清热解毒、明目退翳、杀虫止痒之功效。采茎叶切碎后捣烂入砂锅内熬至药渣焦黄色时去渣，加蜂蜜再熬浓缩成膏备用。此膏外涂可用于一切湿毒风痒等症。再配合下面的药熬制的膏药，效果更神。

千里光膏是铃医专治各种湿疹、牛皮癣、鹅掌风、杨梅疮毒等一切奇痒难以忍受的病症的药。用药膏直接涂上即能止痒，有神效。

万宝代针膏

治诸恶疮核赤晕已成脓，不肯用针，以此药代之。

蓬砂　血竭　轻粉各一钱五分　金头蜈蚣一个　蟾酥五分　雄黄一钱　冰片少许　麝香一分

上药研细末，用蜜和成膏。在疮头用小针挑破，以药少许，放纸上黏贴，隔夜其脓自出。如腋下有耍孩儿，名暗疔疮，或有走核，可于肿处用针挑破，照前黏贴。忌食鸡、羊、鱼、酒、面等物，能多食白粥最妙。

又方：用磨刀泥、白丁香、麝香、巴霜火上烧灰，研细末，遇一切肿毒，用口津调和，搽少许，一周时其头即破。

定乾按：万宝代针膏实为咬头膏，方中多是有毒名贵之药。冰片、麝香、蟾酥透里达表，雄黄、血竭、蓬砂（硼砂）解毒消痰，轻粉、金头蜈蚣攻毒散结。诸药研细末用蜂蜜调成膏，用针挑破疮头贴上，次日即脓出而愈，神效。

又方中，白丁香即雄雀粪，余师传单方用于疮痈不消，用针挑破疮痈以白丁香点之，即脓出自愈。磨刀泥外涂疮痈，未成者即消；巴霜外用蚀腐肉，疗疮毒，点之即破；麝香活血散结，止痛消肿。诸药合用有极强的腐蚀性。凡一切肿毒脓成未破者，用唾液调和本方药搽脓头次日即破，脓出后而自愈。

吹消散

乳香　麝香　蟾酥　辰砂　儿茶　没药各等分

研细末用一分，于膏上贴之，肿毒立消。

定乾按：吹消散是铃医外科消肿之霸道药。诸药研细末，凡跌打损伤，肿毒初起红肿，疼痛难忍未破者，贴患处立消。

护心散

又名内托散，乳香万全散。凡患痈疽三日之内，连服十余剂，方免变证，使毒气外出。稍迟，毒气内攻，渐生呕吐或鼻生疮菌，不能饮食即危矣。四五日后，亦宜频频服之。

绿豆粉一两　乳香五钱

灯心同研和匀，以生甘草浓煎汤调下一钱，时时呷之。若毒气冲心，有呕逆之状，最宜服此，盖绿豆清热下气，消肿解毒；乳香消诸痈肿毒。服至一两，则香彻疮孔中，真圣药也。

定乾按：凡疮疡肿毒未成之际，毒气不能外泄，反转内攻心包，而出现神昏意乱、呕逆或鼻生疮菌等危证。护心散用绿豆清热解毒，利水消暑；乳香活血行气，止痛消肿；灯心草清心火，利小便。诸药同研细末，借生甘草解毒养心之力，煎浓汁冲服，可使热毒从小便排出，以解心包之危候。此方药简方验。

透骨丹

治跌仆损伤，深入骨髓，或隐隐疼痛，或天阴则痛，或年远四肢沉重无力，此神方也。

闹羊花子一两（火酒浸炒三次，童便浸二次，焙干）　乳香　没药（均不去油）　血竭各三钱

为末研匀，再加麝香一分，同研，用瓷瓶收贮封固，每服三分，壮者

五六分，每夜间睡后用酒冲服，能饮者尽量饮之，服后避风，得有微汗方妙，切忌房事、寒冷、茶、醋等物。弱者间五日一服，壮者间三日一服。

定乾按：闹羊花子即羊踯躅的种子（六轴子），味苦，性温，有毒，有祛风燥湿、散瘀止痛的功效。用烧酒浸炒三次，童便浸泡二次以缓其毒性，并增强活血止痛功力。生乳香、生没药不去油时行气活血止痛功倍于去油时。血竭定痛化瘀最神；麝香辛散走窜，通行经络。上药共研细末，于瓷瓶收贮密封备用。除治疗上症外，凡风寒湿痹、阴疽冷痛等一切寒证，用黄酒冲服本方即效。透骨丹是铃医随身所带的治伤特效药，咽则祛病。

醉仙散

治疬风。

胡麻仁　牛蒡子　蔓荆子　枸杞子（炒黑色）　防风　瓜蒌根　白蒺藜　苦参各五钱

上药为末，每药重一两五钱，入轻粉二钱拌匀。少壮用二钱，每日卯午戌三时服三次，清茶调服，后五日后间日服之。如牙缝内出臭涎，浑身酸疼，昏闷如醉，药力已到，以利下臭屎为度。须视病人之大小虚实，量为加减。重而急者，先以再造散下之，候稍补养，再服此药，忌盐、酱、醋、猪羊肉、鱼腥、花椒、水果、煨烧、炙煿及茄子等物，日以淡粥熟煮食之。或用乌梢、菜花蛇用淡酒煮熟食之，以助力亦可。

定乾按：疬风，即麻风，又称"癞大风"，俗名"大麻风"，因感触暴厉风毒，邪滞肌肤，久而发作。初起先觉患部麻木不仁，次发红斑，继则肿溃无脓，久而漫延全身肌肤而出现眉落、目损、鼻崩、唇反、足底穿等严重证候。

醉仙散主要是通过轻粉来治麻风。轻粉又名扫盆、汞粉、水银粉等，是由水银、白矾（或胆矾）、食盐等，用炼丹法升华制成的一种丹药。余用蜂蜡一两化开，加轻粉五分调匀外搽疥疮、顽癣、臁疮、梅毒、疮疡、湿疹等，有神效。内服法是余师父治疗麻风、梅毒下疳等的密传之法，服用不得法或过量则能导致中毒，出现筋挛骨痛或手足皲裂等症状。

方中轻粉杀虫，攻毒敛疮；胡麻仁、枸杞子、瓜蒌根滋养肝肾而制轻粉之毒；苦参、牛蒡子、蔓荆子、防风、白蒺藜祛风止痒。诸药研细末拌均匀，每日以卯时 6 点整，午时 12 点整，戌时 20 点整用清茶调服，因轻粉有毒，须按时服用。禁忌必须遵守。切记。

再造散

治疠风。

锦纹大黄一两　皂角刺一两五钱（独生经年黑大者）　郁金五钱　白牵牛头末六钱（半生半炒）

上药为末，每服二钱，临卧冷酒调服。或云日未出面东服之，预备净桶，泻出小虫验视，如虫口黑色者，是远年之病，赤色者是近时病。三四日后，再进一服，候至无虫泻出，则绝根矣。后用通圣散调理，可用三棱针刺委中出血。终身不得食牛马驴骡等肉，大忌房事，犯者必不救。

定乾按：再造散治疠风，是以生大黄、白牵牛（一半生用一半炒用）逐瘀泻下，杀虫；皂角刺祛风止痒；郁金行气解郁。此方配伍得法，服用后只有泻下小虫后才能有效。醉仙散、再造丸二药都治疠风，服药有序，禁忌有法，犯者必返，切记。

大麻风

活穿山甲一个，拣最大者，用生桐油一斤，如小者桐油半斤。先用雄黄末一钱，没药末七分，黄柏末一两，共搅入生桐油使匀，将穿山甲架起，下用炭火熏灼，使其口渴，即能张开，然后将药末和油灌入口内，不吃再烘，尽油吃完为度。再加大火将穿山甲炙酥，研为细末，另加百草霜一两，共研细收入瓷瓶内，封紧不可泄气。凡遇麻风之人，每用五钱，以烧酒调服，上用棉被重盖，卧一时许，候满身汗出，其虫随汗而出。隔一日再服五钱，照前服卧出汗，即将病人着身衣服被褥，尽行换过，送至无人处地方，掘坑焚烧，人不可近，闻其秽气，恐染此病。复后七八日，身面如蛇壳脱皮，永不再发，此仙方也。

庚生按：此即古全甲散，稍变其法，命意颇佳。惜南方无活穿山甲，未经试用。

古全甲散方附后：穿山甲一枚，不必活者，只须四足头尾俱全即可用，每日用生漆将穿山甲自首至尾漆涂一遍，不可过厚，只须匀到。漆三次后，用瓦器将穿山甲炙灰，炙时须分记头身四足，不可紊乱。炙完后，即将穿山甲研细末，用陈酒冲服，每服二钱，服毕即愈。如穿山甲有一处不全，病患即有一处不愈，先服头即头先愈，先服四肢则手足先愈，亦奇方也。炙后研末时，亦须分记头身四足，不可错乱。

定乾按：用穿山甲活体炮制入药，残忍难以下手，切不可以命换命。附有师传验方，其效也神。穿山甲鳞片用细砂炒胖，即甲珠。甲珠能搜风活络，消肿溃痈，无攻不破，无坚不摧。干漆炒之烟尽。干漆有破瘀血、消积、杀虫之功效。两者等份共研末，无灰酒冲服，神效。

秘炼治杨梅疮药

辰砂 雄黄 白盐（炒） 白矾（炒） 绿矾（炒） 焰硝各一两 硼砂五钱

上药为末，入阳城罐封固，水火提升一炷香，取出冷定，开罐将升盏者铲下，用瓷瓶贮之，黄蜡封口，入井内三日取出。每药二分半，配槐花、朱砂褐色者一两，饭丸桐子大，每服十丸，极为神效。罐底药渣可治疥疮。

附封罐神胶方：用草鞋灰、山黄泥、倾银罐底、烧盐棕各一两，为极细末，用盐卤调和如胶，入乳钵研细，用抿子挑封罐口。

定乾按：杨梅疮即梅毒下疳、棉花疮，是因感染梅毒而引致的一种全身性疾病。此丹是以五毒丹之法炼制，丹升好后入井内三日出火毒，再配槐花、朱砂制成铜子大的丸。褐色朱砂是一种含量比较纯的朱砂，是朱砂中最好的一个品种，必须按鲤鲮丸方制。此丹是专治杨梅疮的特效药，无不应手而除。不可多服久服，以免汞、砷中毒。

乳香散

治折伤损腰极验。

酒浸虎骨、败龟板、黄芪、牛膝、草薢、续断、乳香各等分，煎服。

定乾按：乳香散主要通过虎骨发挥疗效，但是虎骨奇缺又被禁用，可用加倍剂量的猫骨替代。本方有补肝肾、强筋骨、祛瘀通络、续折疗伤之功效。余用此方时，先将乳香研细末，再用上药煎汁送下。神效。

取疔膏

乳香一粒　麝香米大一粒　黄连研末　连翘研末　桃仁二个（取皮）

同虾蟆肝肠肺三味，入乳钵内捣烂如泥，用白皮纸摊贴患处，三四日连疔揭去。

定乾按：本方以解毒消肿、排脓散结为主。虾蟆（泽蛙）肝肠肺有拔脓生肌的功能。上药共捣烂成膏，主要是针对疔毒中后期，疼痛剧烈，脓头破溃，挤压碰撞引起的险象症状，敷之三四日即连根拔出而愈。

聚疔毒

铁锈不拘多少，研为末，醋调涂毒上，须臾毒自凸出。并治疮疖脓水不干，及难收口者最效。

定乾按：本方是铃医的"聚疔丹"，余多用此法且屡用屡验。取生锈的废铁，刮下外层锈衣研细末备用。铁锈味辛，性寒，内服能清热解毒，镇心平肝；外用陈米醋调匀敷病人疔毒四周，留疔头，待药干后即能把疔毒的脓血、脓水收拢一起从疔头处排出，收口而愈。凡疔毒痈肿，腐肉流脓，疮口难敛及邪毒走散都可用上法治疗。方简药贱，真良药也。

消疔

人指甲炙为末，放患处，将核桃肉嚼烂，装入核桃半壳内。合住，不可露气，一饭顷即消。

定乾按：此是铃医"消疔散"。余师父剪下来的指甲从来不丢掉，收集至一定量时，放火上炙后研细末备用。此物点眼祛翳、消疔、消肿、止血尤为神验。

余治疗一切疔毒初起红肿者，用"消疔散"先放病人疔毒外，后用核桃肉加点唾沫捣烂敷外面，用胶布包好，包紧，一次即愈，神效。

瘰疬奇方

亦可消瘤去痣。

石灰半斤研极细末，大黄四两同入锅内炒通红，去大黄取石灰听用。

又将洗碱四两，用水四五碗，枇杷叶七片，同煮，候水干至一半，入前石灰，搅匀再煮，水将干听用。又以蛇含石二两，醋煅七次为末。又以莞花五钱为末，渐渐加入，搅匀成膏，每膏一两，加蟾酥、麝香各二分为丸，如胡椒大。未破者将一丸黏核上，其丸自入，以淡猪肉汤洗过，又黏又洗，如此三次，其核自动将皮搠开，以银钩取出核，再贴生肌膏即愈矣。取核时，先服提气汤。

定乾按：瘰疬（淋巴结肿大）又称老鼠疮，多是由瘀血、痰滞、浊气停留于机体组织而产生的可扪及的大小不等的核块，好生于颈部皮肉间，互相串连，其中小者称瘰，大者称疬，统称瘰疬，俗称疬子颈。

此膏是铃医"取疬膏"。此膏有极强的腐蚀性，贴时须准确对准患处，不然会伤及好肉。生石灰，用大黄炒过，能缓和燥烈之性。洗碱（碱、食用碱），用枇杷叶同煎，能增强滋润的功效，以制石灰和碱的燥性，煎浓缩后加入制石灰不停搅拌煎至水干。再下七制蛇含石、莞花、蟾酥、麝香搅拌均匀后，和成丸于瓷瓶贮存备用。凡瘰疬鼠疮、肉瘤黑痣，贴患处即能核出而愈。淡猪肉汤系血肉有情之物，故用于清洗伤口，能补气生血，促进伤口提早愈合。

生肌膏

麻油—斤　胎发—团，熬滴水成珠为度　龙骨（煅）　黄蜡　熟猪油　赤石脂　乳香　没药　轻粉　象皮（煅）各一钱，俱为细末

入油内搅匀成膏，摊贴，一日一换。仍以猪肉汤洗三四次，即渐平复，半月后必收功。

定乾按：生肌膏是铃医外科不可缺少的膏药。凡疔毒痈肿、水火烫伤、腐肉褥疮、翻花难敛等症，用此膏贴了皆功效非凡，每收奇功。膏中以麻油、胎发（婴儿没剃过的头发）熬至滴水成珠后，再下象皮（要用淡的，不可用盐制过的）等余药，用手不停地搅拌均匀后，装瓷瓶贮存备用。先用温淡猪肉汤清洗患处，后用膏药贴上，至愈为止。神效。

提气汤

人参　白芷　生地　龙胆草　川芎　升麻　柴胡　乳香　甘草　贝母　橘红　香附　桔梗各等分

姜枣汤煎服。

定乾按：方中人参、甘草、大枣甘温补中益气；升麻、柴胡、桔梗、川芎、白芷引药上行，举陷升阳；生地、龙胆草泻火凉血以制上药升阳太过；乳香、贝母、橘红、香附、生姜行气活血，透表散结。凡病人素体虚弱，中气下陷者服之，有提升阳气之功，故名提气汤。

三妙散

治结核瘰疬遍满脖项。此方虽平易，神效异常，屡试屡验。
夏枯草　金银花　蒲公英各五钱
水酒各半，煎服。

定乾按：余用本方治疗瘰疬、瘿瘤，功效确实神验，只是药量要增加。夏枯草二两，金银花半两，蒲公英一两，用黄酒、水等份煎浓汁服。病轻者一月愈，病重者三月愈。此方如加黄药子五钱更神。黄药子有毒，须用十天停十天。医者要慎用此药，切记。

消瘰疬痰毒

未穿破者为痰核，已破者为瘰疬，三五个相连者为痰串。用羊角数对，威灵仙四两，共入瓦罐内，加清水煮数沸，候软取出，切薄片，用新瓦烧红，将羊角铺上焙炒研细。每灰一两，加广木香一钱，白芥子三钱，共为末，炼蜜为丸，用槟榔煎汤下或夏枯草汤下亦可。服至七日后，大便下如黑羊屎，小便出水自消。妇人即烂至两腋，服之亦效，忌生冷、煎炒、房事为要。

定乾按：此丸内服能消痰核、瘰疬，最为神效。方中羊角用威灵仙煎煮过后能软如棉，又能增强通络祛痰、软坚散结之功；配广木香、白芥子增强行气、化痰、散结之功。共研细末，以蜂蜜和丸，用夏枯草一两煎浓汁送下。凡瘰疬、痰核、肿毒服之亦能消除。禁忌必须要遵守，否则即能返病。切记。

提疬丹

取痰核。

水银　硼砂　火硝　明矾　皂矾　食盐各一钱　朱砂二钱

上药盛于粗瓦盆上，盖粗碗一只，用盐泥封固，炭火炼三炷香，先文后武，冷定取出，药即升在粗碗上，刮下，以白米饭捣丸如绿豆大，朱砂为衣。每用一丸放疮上，棉纸封二三层，一日夜急揭起，则核随纸带出，丸可再用。

定乾按：提疬丹是铃医取疬的霸道奇效药，一次就好。其制法与红升丹相同，丹炼成后刮取下来，用米饭捣融和丸，朱砂为衣备用。凡瘰疬、痰核未破者放上一丸，用胶布贴上，不久后即疼痛难忍，须要贴一日夜的时间才能揭下。揭下胶布时，痰核会粘在胶布上一并带出而愈。

神授五公散

治漏孔，并诸疮眼久不愈者，痔疮亦效。

大五倍子一个　蜈蚣一条（去头足）

将倍子开一孔，入蜈蚣，湿纸包煅存性，为末，先以葱汤洗疮净，掺前药，再用膏药贴之，每日一换，即敛口如神。

定乾按：五公散为铃医简、便、验之奇效药，尤其是治疗痔疮漏孔、疮毒难敛、褥疮臁疮、皮肤湿烂等症。余用五倍子时要选整个大的"角倍"，割下一个小孔，放入蜈蚣后用割下的再盖上，用湿纸先包好再用烂泥涂上，放进炭火中煅后研细末备用。凡诸疮属寒者用葱汤洗后敷上，疮属热者用蒲公英加点盐煎汤洗后敷上；再用拔毒膏药贴上，至愈为止，神效。

上品锭子

专治痔漏一十八证。

红矾二两五钱　乳香　没药　朱砂各三钱　牛黄五分五厘　硇砂一钱四分（二成熟，一成生）　白信一两（火煅）

定乾按：痔漏指痔疮合并肛漏者，痔与漏为见于肛门内外的两种不同形状的疾患。凡肛门内外生有小肉突起者为痔。凡孔窍内外生管，出脓水不止者为漏，生于肛门部的为肛漏。

上品锭子是外科治疗痔漏的圣药。方中多是有毒霸道之药，红矾又称"红砒""鹤顶红"，白信又称"白砒"，须各自研至无声为度。用面糊和匀，捻成一寸长、筷子粗的锭子，或搓成药线备用。痔漏者，用药线插入疮内直至疼痛之处，把药线折断留在漏管里，待药化开后即能拔管祛脓生肌而愈。

中品锭子

专治翻花瘰瘤等症。

白矾二两八钱五分　乳香　没药各五钱五分　朱砂三钱　牛黄四分五厘　硇砂一钱（半生半熟）　金信一两五钱（以火锻尽黑烟，止用淡清烟）

定乾按：中品锭子是外科专治翻花瘰瘤的圣药。方中多是解毒祛痰、蚀疮化腐、消肿生肌之药。金信即砒霜。上药必须按上法炮制，各自研细末，用面和均匀搓成锭阴干备用。本方使用时，用醋磨化后直接涂在患处，能起到消肿、蚀腐、祛瘀、生肌的功效。

下品锭子

专治疔疮发背等症。

红矾三两二钱　乳香六钱　没药五钱　朱砂三钱　牛黄四分五厘　硇砂二钱四分（半生半熟）　白信三两（火锻黑烟尽，半日取起，方可用）

上药依法制好，用面糊和匀，捻成锭子。看痔漏大小深浅，插入锭子。如肉内黑色，勿上生肌散，只待黑肉落尽，方可上。若疮无头，用太乙膏一个，加后药一粒贴之。

白矾二两　乳香三钱二分　没药三钱七分　朱砂四分　牛黄五分　姜黄二钱五分　白丁香一钱五分　巴豆三钱（草纸去油净用）　白信二两（火锻烟尽，半日取用）

上为末，或唾沫调敷，一日三次，候疮破即插上前锭子。

定乾按：本锭诸药共研细末，用面和匀搓成锭子或药线晒干备用。如痔漏疮头未破者，将下面的咬头药用唾沫调敷患处，待疮破口后，用药线插入疮内直到疼痛之处，即能拔管祛脓而愈。

以上三品锭子，都是铃医治疗外科疾病的霸道特效药，主要是用于治疗痔漏、翻花瘰瘤、疔疮发背等难敛恶疮。

破瘿点药（附煎方）

水银 硼砂 轻粉 鹊粪 莺粪各一钱 冰片五分 樟脑五分 绿矾一钱 皂矾一钱 麝香三分

上药为细末，用针将瘿刺一小孔，然后乘其出血之时，将药点上则黏连矣。约用一分，以人乳调之，点上大如芡实，一日点三次，第二日必流水。流水之时不可再点，点则过疼，转难收口矣。三日后水尽，而皮宽如袋，后服煎方，自然平复如故矣。

附煎方：人参三钱 茯苓五钱 薏苡仁一两 泽泻二钱 猪苓一钱 黄芪一两 白芍五钱 生甘草一钱 陈皮一钱 山药三钱

水煎服，十剂全消如故。但切忌房事半年，余无所忌。若犯房事，必破不能收口，终身成漏矣。

庚生按：鹊粪、莺粪，古方未见取用，疑是鸽粪、鹰粪之讹。

定乾按：瘿多因郁怒忧思过度，致气郁痰凝血瘀结于颈部，或生活在山区与水中缺碘有关。可分为气瘿、肉瘿、石瘿、瘿痈四种。气瘿（甲状腺肿）：颈前漫肿，边缘不清，皮色如常，按之柔软，可随喜怒而消长，俗称"大脖子"病。肉瘿（甲状腺良性肿瘤）：颈前结喉正中附近出现半球形柔软肿块，能随吞咽而上下移动，多因肝思郁怒，气滞、痰浊、瘀血凝结而成。石瘿即岩（甲状腺癌）：是以颈前肿块坚硬如石，推之不移，凹凸不平为主要表现的恶性肿瘤，多因气郁、痰浊、瘀毒三者痼结，上逆于颈部而成。瘿痈（急性甲状腺炎）：是以急性发病，结喉两侧结块，肿胀，色红灼热，疼痛等为主要表现的疾病，多因风温、风火客于胃，或肝郁胃热所致。

方中所用破瘀攻毒之药，对皮肤腐蚀性很强，尤其是水银、轻粉二药，用时须慎之又慎，切不可大意。麝香、冰片、樟脑三药能力透表里直达病灶。鹊粪可用白丁香替代（师传）。诸药各研成细末拌均匀，用以上方法操作点瘿，待药力透入此瘿之中即能使之化为水，流尽自愈。后用下方益气养血、健脾利湿的药补之。此法不可用于瘿痈。禁忌要切记。

治火丹

丝瓜子一两　柴胡一钱　元参一两　升麻一钱　当归五钱

用水煎服，一剂即消。

定乾按：火丹是一种急性的皮肤热毒证，患处皮肤热烫、疼痛、红肿色如丹火，故名火丹、丹毒、流火。

方中丝瓜子清热解毒，化瘀利湿；柴胡、升麻解毒退热，升举阳气，发表透疹；元参清热凉血，泻火解毒；当归活血补血，止痛通络。诸药合煎，有凉血解毒、透表消肿之功，故能一服消之。余用此方治疗多例火丹病人，疗效确实非凡。真良方也。

治疮二法

头面上疮用：银花二两　当归一两　川芎五钱　蒲公英三钱　生甘草五钱　桔梗三钱　黄芩一钱

水煎服一二剂，即消。

身上手足疮用：银花三两　当归一两　生甘草三钱　蒲公英三钱　牛蒡子二钱　芙蓉叶七片（无叶用梗三钱）　天花粉五钱

水煎服一二剂，痊愈。

定乾按：诸疮均因火毒侵袭，邪热蕴结所致，治以清热解毒为主。方中重用银花清热解毒，疏散风热；当归活血止痛；生甘草、蒲公英清热解毒，消肿散结；配以黄芩泻火解毒；桔梗、川芎引药上行直达头面病所；再以牛蒡子、芙蓉叶、天花粉治疗身上手足疮疡，增强解毒消疮之功。以上二方余多用之，用前须先分清疮毒在身体何部位，如此才能知己知彼，百战百胜。一般不超三剂病人即能痊愈，真良方也。

擦疮成水

人有手臂生疮，变成大块，不必刀割，只用小刀略破其皮一分，以此药敷之，即化为水。

人参三钱 甘草一钱 硼砂一分 冰片一分 轻粉五厘

各为末，掺之，即化为水矣。如肚上生疮结成顽块，终身不去者，亦可以此药治之，立效。

定乾按：擦疮成水之方确实神奇，方中轻粉有极强的腐蚀性，加硼砂、冰片能增强渗透之力，再加人参、甘草以养肌肤，防轻粉对其腐蚀太过。凡疥疮、顽癣、臁疮、梅毒、疮疡、湿疹、瘢痕疙瘩等，外敷患处即能化为水而自消。

扫疥

治诸疥疮、热疮、遍身疖疮神效。

大黄 蛇床子 黄连 狗脊 黄柏 苦参各五钱

为末，入硫黄及水银各四钱，雄黄及黄丹各二钱五分，轻粉一钱，大风子（去壳）、木鳖子（去壳）各五钱，同前药研细末，杵匀，用猪脂调好，洗浴后搽疮上，立效。合药时宜晒，不宜见火，切记。

定乾按：疥疮是由人型疥螨通过密切接触而传染的。其传染性极强，有一家人或集体宿舍中相互传播者。本病尤其好发于手指缝、手腕前面、肘腋前面、女性乳房下、外生殖器、腹股沟、大腿内侧、下背部、臀部等皮肤柔嫩的部位，主要表现是瘙痒、红色小丘疹、丘疱疹、小水疱、结节和结痂。

此方是铃医先辈用于治疗疥疮、顽癣的霸道之圣药，效果立竿见影，故名扫疥。方中硫黄、水银、雄黄、黄丹、轻粉有强烈的腐蚀性，杀虫攻毒、燥湿止痒之力较强。大黄、黄连、黄柏、苦参等药可清热燥湿，解毒止痒。诸药研细末加入猪脂（板油）捣融，搽患处后即能流出黄水而自愈。

七制松香膏

治湿气第一神方。

松香三斤：第一次姜汁煮，二次葱汁煮，三次白凤仙花汁煮，四次烧酒煮，五次闹羊花煮，六次商陆根汁煮，七次红醋煮 桐油三斤 川乌 草乌 白芥子 蓖麻子 干姜 官桂 苍术各四两 血余八两

加桐油熬至药枯发消，滴水成珠，滤去滓，入牛皮膏四两，烊化，用制过松香渐渐收之，离火，加樟脑一两，好麝香三钱，厚纸摊之，贴患处。

定乾按：此湿气即湿痹、着痹，多因风、寒、湿三邪气合而致病，以湿邪为主，表现为肢体关节疼痛重着、酸楚，或有肿胀，痛有定处，肌肤麻木，手足困重，活动不便，苔白腻，脉濡缓等。

方中松香按上法七制炼制后，加入桐油及诸药一起熬至药枯，去渣再熬至滴水成珠，离火后加樟脑、好麝香搅拌均匀，于瓷瓶贮存备用。凡风寒湿痹（行痹、痛痹、着痹）及其他一切阴寒之证的疼痛皆可贴之。一贴就轻，不愧是天下第一治湿神膏。

诸疮掺药

治天疱疮更效。

煅熟石膏一两 松香 白芷各三钱 樟脑一钱 轻粉五分 冰片一分

为细末，用熬熟猪油调搽。

定乾按：天疱疮是一种与天行时气有关的疮疡，多因湿热郁结于内，外受风热暑湿之气而发，疮形如水疱，界线清楚，水疱成群发生，甚至疼痛化脓，并有发热恶寒等全身症状。

此方配伍紧凑，乃集便、验、贱为一体的特效药。余用本方治疗诸疮流脓、天疱疮、漆疮、老烂脚、湿疹等，调敷患处后即能流出黄水，等水流尽后自能结痂而愈。

破棺丹

治疮毒入腹极危者。

大黄二两（半生半熟） 甘草 芒硝各一两

为细末，蜜丸弹子大，每服半丸，饭后温酒送下，或童便半盏研化之，忌食冷水。

定乾按：余听师父说过，有一个美妙的故事和"破棺丹"有关。相传很久以前有一个走医（铃医前身称为走医）路过某村时遇到了出殡，见到棺材有鲜血流出，故问旁人棺材里的人是怎么病死的，旁人说是患恶疮后突然死亡的。走医忙叫出殡的人停下，说人还没有死，家属不信对走医说：病人很年轻，已经病死两天了，不可能还活着。走医说，人都死了两天了，其血应是黑色，但棺材里流出的血是鲜红的，所以人肯定没有死。家属觉得有理，忙打开棺材，确见死者面色如常。走医取出一粒丸药用温无灰酒化开，并撬开病人嘴巴灌下，一刻钟后病人即慢慢苏醒复活了。家属问走医用的是什么仙丹妙药，走医说，此药叫"破棺丹"，是专门用于打开棺材救人的丹药。

本丹药简力宏，治疗诸热疮肿、疮毒入腹（败血症）引起的谵语发狂等危症，还可用于燥屎热结、蛇虫咬伤等症。方中大黄、芒硝清火泻热，荡涤肠胃，活血化瘀；甘草清热解毒，缓急止痛，且能补脾益气，又能缓和大黄、芒硝泻下之峻，使邪去而不伤正。共研细末用蜂蜜和丸，阴干于瓷瓶贮存备用。用温黄酒送下能增强温阳活血、排毒逐瘀之力。以童便化服能增强滋阴降火、活血散瘀之功。

一擦光

治疥疮及妇人阴蚀疮、漆疮、天火丹诸恶疮，神效。第三方除注明外，余用麻油调敷。

蛇床子 苦参 芜荑各一两 雄黄五钱 枯矾一两五钱 硫黄 轻粉 樟脑各二钱 川椒五钱 大风子（取肉）五钱

为末，生猪油调敷。

又方：蛇床子 硫黄 黄柏各一两 大风子 川椒 雄黄各五钱 枯矾二两 轻粉（另研）二钱 入牛皮岸（熏牛皮烟岸也，如无，以香炉灰代之） 黄丹各一两

为末，生猪油调敷。

又方：疮疥加减法。肿多加白芷开郁；痛多加白芷、方解石；痒多加枯矾；阴囊疮加吴茱萸；湿多加香油调；干痒出血加大黄、黄连，猪油调；虫多加芜荑、锡灰、槟榔、藜芦、斑蝥；红色加黄丹；青色加青黛。

庚生按：方解石苦、辛、大寒，亦名黄石，与硬石膏相似，光洁如白石英。敲之段段片碎者为硬石膏，敲之块块方棱者为方解石，唐、宋诸方类皆通用，然功力小异。

定乾按：阴蚀疮（子宫内膜癌、宫颈癌）是指妇人外阴部结块红肿，或溃烂成疮，黄水淋沥，局部肿痛，甚则溃疡如虫蚀者，称"阴疮"，又称"阴蚀疮"，多由热毒炽盛，寒湿凝滞，或房事不洁等原因引起的湿热邪毒侵蚀外阴肌肤所致。漆疮为接触漆树、漆液、漆器，或仅嗅及漆气而引起的以皮肤突然红肿，焮热奇痒，兼有水疱，抓破后则流水糜烂，痛苦万分为主要表现的一种常见皮肤病。天火丹即丹毒，多由湿热火毒之邪乘隙侵入，郁阻肌肤而致，可见皮肤红肿疼痛，色如丹涂脂染，边界分明，伴有寒战、高热和全身不适等症状。

上二方余都用过，二方对治疗疥疮、阴蚀疮、漆疮、天火丹等恶疮疗效确实非凡。用药调敷患处后即能流出黄水，其痒就能慢慢止住；再敷直至黄水流尽后，自能结痂而愈。方中轻粉腐蚀性极强，雄黄、黄丹毒性猛烈，每次须要仔细观察后才能敷药，不可贪功求快而留下后患。切记。

附验方一：治妇人阴蚀疮，生天南星研粉，凡士林调敷。

附验方二：漆疮，硫黄研粉，凡士林调敷。

附验方三：丹毒，枯矾、樟脑研末，凡士林调敷。

小金丝膏

治一切疥疖毒。

沥青　白胶香各二两　乳香二钱　没药一两　黄蜡三钱　香油三两

熬至滴下不散，倾入水中，扯千遍，收贮，每捻作饼贴之。

定乾按：金丝膏又名松香膏，是铃医治疗疔疮疥疖的通治膏药之一。此膏药少方简，熬制方便，关键是熬至滴水成珠后，即倒入水中，后用手拉扯，直到一拉成丝颜色金黄时方可。方中沥青即松香。凡一切疥疬肿毒，未成者贴之即散，已成者贴之即溃，已溃者贴之即敛。

截癣

牛皮风癣。

川槿皮一两　大风子仁十五个　半夏五钱

河井水各一碗，浸露七宿，入轻粉一钱于水中，用秃笔扫涂，有臭涎出方妙。但忌洗澡，能于夏月治之尤效。

定乾按：此方是铃医治癣霸道之药，故名"截癣"，药简方验效速。方中川槿皮必须要用土槿皮，半夏要用生品，大风子仁要捣碎用。上药用井水浸泡放在屋外，接受天地日月之精华，不要管风吹日晒，七日后去渣，入轻粉。轻粉要用正品，如假则无效。用毛笔蘸药汁扫患处后，如有黄色臭涎出现就有效，很快即能痊愈。凡一切顽癣、死皮硬皮，用此药水涂之立效。敷药后忌洗澡，切记。

九熏丹

治癣。

好铜青二三两，研细，好烧酒拌之，候至不干不湿，涂于粗碗底内，翻转合地上，以砖垫好，露一线，下以蕲艾熏之，再抄再熏，如此九次，至少亦要七次，约以青色带黑为度，然后研细，将烧酒拌成锭子。用时以醋磨搽，每日三五次，五日后，若嫌干裂，以菜油少许润之，七日即愈。

定乾按：癣多因病人素体血虚不能滋养肌肤，或饮食失节，过食腥发动风之物，或感受风邪、湿邪、热邪、虫淫等邪毒所致。

铜青即铜绿，用碾碗碾至无声时即可，用烧酒拌均匀放细铁筛网上不使漏出，粗碗盖住置炉子上，下面用蕲艾点燃熏之，熏后再拌匀，后又熏，九次后青色变成黑色，再用烧酒和拌成锭，阴干备用。因此丹燥烈之性太强，外搽患处后有时会出现干燥或干裂等症状，涂一点食用油在患处滋润即可。余师门兄弟至今还在应用本方治疗各种顽癣，有神效。

日本国癣药

黑砂糖四两　臭雄黄三两　白矾二两　川椒五钱　烧酒一斤

调搽立愈。

定乾按：清朝有大量洋货涌入，日本国癣药也是其中之一，效果显著。铃医先辈破解了此药配方以济世人，故录此方在此。上药共研细末，用烧酒调成膏，用瓷瓶贮存备用。凡各种顽癣搽之立效。

枯瘤散

灰苋菜（晒干烧灰）半碗　荞麦（烧灰）半碗　风化石灰一碗，和一处淋汁三碗

慢火熬成霜取下，加番木鳖三个，巴豆六十粒（去油），胡椒十九粒（去粗皮），明雄黄一钱，人言一钱，为末。入前药和匀，瓷瓶收用，不可见风。以滴醋调匀，用新羊毛笔蘸药点瘤上，瘤有碗大，则点如龙眼核大；若茶杯大，则点如黄豆大。干则频点之，其瘤干枯自落。如血瘤破，以发灰掺之，外以膏护好，自能敛口收功。

庚生按：瘿瘤二症虽异实同，有痰瘤、有渣瘤、有虫瘤，此瘤之可去者也；有气瘤、有血瘤、有筋瘤、有骨瘤，此瘤之不可去者也。瘿亦如之。近来西医不问可破与否，一概刀割线扎，其立除患苦者固多，而气脱血尽而毙者亦复不少。西医器精手敏，而又有奇验之药水药散以济之，尚复如此，瘤固可轻言破乎？予在沪，与西人相处最久，目击心伤，因志此以告世之治此症者，宜加慎焉。

定乾按：灰苋菜灰、荞麦灰、风化石灰（即生石灰），三样拌均匀后用热水淋下，取汁用慢火熬干成霜后，即形成一种碱。再加上明雄黄（雄黄）、人言（砒霜）等药，研成细末装瓷瓶贮存备用。

此药有极强的腐蚀性，必须慎用。用时按瘿瘤之大小比例使用，点药后有剧烈的疼痛感。凡肉瘤、痰瘤、渣瘤可用上法点之。血瘤、骨瘤或面

部鼻孔两旁的瘤不可用此药点，以免血破难止或伤及筋骨或成内陷脑髓的危证。切记。

敛瘤膏

治瘿瘤枯落后，用此搽贴生肌收口。

海螵蛸　血竭　轻粉　龙骨　象皮　乳香各一钱　鸡蛋五个（煮熟用黄，熬油一小盅）

上各研细末，将蛋油调匀，用甘草汤洗净患处，以鸡毛扫敷，再将膏药贴之。

定乾按：此膏是铃医外治药中生肌收口的霸道特效药，多用于瘿瘤枯落、恶疮难敛、水火烫伤及外伤引起的伤口难收等症。本方之药必须要用正品，特别是象皮、轻粉二药，否则无效。上药各研细末用蛋黄油调均匀敷患处，敷后患处能渗出黄水，后慢慢结痂收口而愈。

蛋黄油制法：生鸡蛋煮熟后去白留黄，捏碎放锅上文火熬之，连续翻炒使蛋黄均匀受热，待蛋黄有点烧焦开始起浓烟，再翻搅几下，直至浓烟达到最大，蛋黄变成黑色流出油即可。甘草汤或淡肉汤洗净患处，蛋黄油合上药调匀后敷之神效。适用于烫伤、肛裂、褥疮、痈毒翻花及瘿瘤枯落收口等症。

治瘤

水银一钱　儿茶三钱　冰片三分　硼砂一钱　麝香三分　血竭三钱

各为细末，将此药擦于瘤之根际，随擦随落，根小者无不落也。

定乾按：听师父说，此药凶猛异常，不可以轻易投之，尤其是水银这味药，腐蚀性和渗透力太强。麝香、血竭之药名贵而多假，必须要用质量最好的，否则无效。上药先各自研细末，后合成一起同研至水银无星，备用。本方主要用于高出皮肤、细小孤零而根小的肉瘤、渣瘤、痰瘤等。血瘤、骨瘤或面部、颈部的瘤不可用此药点之。本方使用时须慎之又慎。

治流火方

鲜紫苏　鲜凤仙花

二味洗净，连根叶捣拦，放木盆内，以滚水冲入，将脚架盆上熏至可洗，以软棉洗之，立愈。数十年者不过三四次，永不发矣。

定乾按：流火，别名流火风、大脚风、老烂脚，指发于小腿部之丹毒，多由湿热、毒邪化火而致。本病初起即有全身不适、恶寒发热等症状，随之患处皮肤出现红肿发亮，热痛如烧，色如涂丹，严重者会溃烂难敛。余用本方治疗流火确实神效。鲜紫苏能解表解毒，鲜凤仙花能活血通经，二药煎汤先熏后洗，一次即效。此方方简药贱，不可不用。

取痣饼药

糯米百粒　石灰拇指大　巴豆三粒（去壳）

研为末，入瓷瓶同窨三日，每以竹签挑粟许，用碱水点上，自落。

庚生按：痣之为物，有有根、无根之分，有有血、无血之别，人每不察其所以然。予在孟河见一丹徒田姓老人，印堂生痣一粒，意欲去之。予师马培之先生告以此乃血痣，不可破，破则不治。田不信，别求某医破之。越日来见，意颇自得。乃旬日而如豆矣，一月而如钱矣，翻花出血，眼鼻均伤，百药不效，未及三月而死矣。大凡痣之大者，隆起者，黑者及有毫毛者，皆不宜点破，惟初起未久及色浅不凸者可去耳。

定乾按：余一直在用此药取痣，每点必除。用生石灰、生巴豆肉、糯米同捣烂放瓶中三日，自然熟化后备用。取痣时用竹签挑粟米大小的药，点于痣中心，后用浓碱水蘸一点，点在药上以增强腐肉之力，切不可以点到外面，以免伤到好肉。点药后生痣处会疼痛或红肿，不需要处理。二日后痣即能自落。点药后不可以洗患处。

点痣时须注意：痣上有毫毛、痣色红色鲜艳或痣扁平而大者，或痣位于鼻部上下左右者，点之轻则致残重则伤命，切记。

点痣药

主治疣痣及息肉、鸡眼。

桑柴灰　风化石灰各一斤　鲜威灵仙六两

煎浓汁，淋二灰，取汁熬成稀膏，瓷器收贮。用点患处，不必挑破，应手而除。

定乾按：疣又名疣目、寻常疣、千日疮、瘊子等，俗称刺瘊。多发生于手背、手指及脚上，初起小如黍米，大如黄豆或连成一片，突出表面，其形粗糙，状如花蕊，碰伤或剪挖易出血。治疗时应找母疣（原发疣）点之，母疣愈后，子疣即自行消退。息肉是指人体表面长出的多余赘生物。鸡眼又称肉刺，好发于足跖前中部、趾背或趾间等突出及易受摩擦部位，为圆锥形角质增生硬结，数目不定，根节深陷，皮肤增厚，顶端突出，行走时疼痛异常。

用鲜威灵仙煎浓汁淋桑柴灰、风化石灰（即生石灰），取汁再煎浓缩，熬成一种腐蚀性极强的膏，装瓷瓶贮存备用。点药时须点准患处中心，切不可以点偏或点到外面，以免伤到好肉。点药后患处会出现疼痛红肿等症状，不可用水洗患处或洗澡。此膏是铃医外用点药，霸气十足，应慎用。

点黑痣

李仁为末，鸡蛋清调点，一宿自落。

定乾按：李仁即郁李仁，为蔷薇科植物欧李的种子，内服润燥滑肠，下气行滞，利水消肿；外用润肤祛斑。鸡蛋清有清热解毒和润滑皮肤的作用。二药调用有点痣祛斑、润肤增白的功效。本方安全可靠，对皮肤刺激比较少，没有以上点药霸道。

治臁疮

先将棉纸看疮大小裁成块十二张，四角以纸捻钉住听用。再以麻油二两，川椒四十九粒，入铜勺内煎黑色取起；次入槐枝一寸长者四十九根，再煎枯黑色取起，次入黄蜡一两，加轻粉二分，枯矾一钱，俟溶化，即以前纸入油内少煎即取起，但令油掺透，勿使纸焦黄色。

贴时先将槐枝葱椒煎汤洗疮，用绢拭净后，将所制纸齐沓贴之，面加油纸一张，用红绢紧缚，每周时去纸一张，待纸取尽，则疮自愈矣。

定乾按：臁疮是指发生在小腿下部的慢性溃疡，又称裤口毒、裙边疮。本病多继发于恶脉（下肢静脉曲张）和丹毒等病。溃疡发生前患部皮肤长期瘀斑、粗糙，溃烂后疮口经久不愈或虽已经收口，每易因局部损伤而复发。此病俗称老烂腿。

余师门用此法治疗臁疮颇有名声，严重的治三次就好。先将麻油、川椒、槐枝放在铜锅内煎至焦黄色时去渣；再加入蜂蜡、枯矾、轻粉（乃关键药，必须是正品），溶化搅拌均匀；将棉纸或桑皮纸放入油内，慢慢把纸煎透后捞出来，裁成臁疮大小，一次用十二张叠在一起直接贴患处；外面用油纸盖住再用纱布扎紧。每天把里面贴疮纸抽掉一张，十二天为一疗程，看疮恢复程度再次用药纸。此法简便而安全，神效。

透骨丹

蟾酥　硼砂　轻粉　巴豆各五钱　蜗牛二个　麝香一分

先将药研细，后入巴豆、蜗牛，再研细，瓷瓶收贮。每用少许，乳汁化开，将疮头轻拨破挑，药如米许大，纳于疮口，外以膏药贴之。

定乾按：此丹为铃医外科溃脓之圣药，方中药物名贵奇缺而霸道，用治疮疡痈肿久而不溃者。此丹用人乳汁化开，先用针轻轻拨破疮头，挑药如米粒大小，纳入疮口之中，外用清凉膏（芙蓉叶研细末用蜂蜜调匀）贴上。一宿即能使脓出而愈。

胜金丹

治夹打损伤神效。

血竭　乳香　没药各三钱　地龙十条　自然铜—两　无名异五钱　木鳖子五个

为末，蜜为丸如弹子大。临用好酒化下一丸，如不打，用红花、苏木煎汤服，即解。

定乾按：本方是专治受刑夹打或跌仆损伤之效果极佳药。受刑前用烧酒化开丸药，服下即能任其殴打而不伤筋骨。方中多是化瘀定痛、续筋接骨、消肿生肌之药，如服下此方而没有受刑即能使全身百骨俱痛，生不如死，故要用红花、苏木煎汤服下，即能化解此方的药效。此丹是铃医伤科要药，药贱效验，服用后能与金丹相媲美，故名"胜金丹"。

松肉葱白膏

治杖疮。

猪肉不精不肥二斤（去皮骨）　葱白—斤八两

加明松香三两，研极细末，筛净，连葱放在肉内，捣极烂摊敷患处，以布脚带扎紧，不可宽，至周时，皮肉还原，与不打无异。床上切忌放毡皮等物。若脓血水任其流放不妨。

定乾按：受刑杖伤屁股皮肉皆烂，可借猪肉血肉之情和葱白温阳达表之力，合松香排脓拔毒，生肌止痛之功治之。上药同捣烂敷患处，用纱布包扎固定，过一日夜后取下，如没有好继续敷直至痊愈。此方还可以用于其他跌仆损伤引起的皮开肉绽等症。敷药有神效。

小金莲

乳香　没药各一钱（去油）　蓖麻子（炒）　川乌　草乌各五钱

共为末，将肥皂二十个去弦及内外筋膜，同药捣极烂。如恐受夹棍，须先一日做四饼。敷两拐骨，次日洗去，任夹无妨。治妇人金莲敷在足骨上，次日洗去，骨软如棉。

定乾按：余用本方治疗跌仆损伤、腰椎病、颈椎病及风寒湿痹疼痛。主要用于局部麻醉止痛，疗效非凡。方中以川乌、草乌麻醉止痛，乳香、没药散瘀消肿，蓖麻子、肥皂即猪牙皂消肿拔毒。上药共捣烂外敷患处。清朝以前罪犯受刑罚"夹棍"时，若先用此药在"夹棍"前一天捣烂外敷两拐骨，则次日任其怎样夹也无痛苦。妇人缠足（缠足女子的脚在三寸左右，故又名"三寸金莲"）时用此药外敷足骨，其骨能软如棉任其缠而不知痛苦。

拶伤

指上拶（音"攒"）过有凹痕，用银朱和酒磨浓，依痕圈之，自复。

定乾按：拶伤即受拶刑所伤。拶刑是古代对女犯施用的一种酷刑。唐宋明清各代，官府对女犯惯用此刑逼供。银朱用烧酒磨浓汁后涂拶伤处，能活血消肿，通经活络，使拶伤自行消散而愈。本方也可用于因其他意外事故压伤手指而留下的凹痕。真良药也。

整骨麻药

草乌三钱　当归　白芷各二钱五分

上药为末，每服五分，热酒调下，麻倒不知痛苦，然后用手如法整理。

定乾按：本方以生草乌为主。生草乌有大毒，有搜风入骨、麻醉止痛的功效，用热黄酒送下能使功效倍增。如服后出现口舌及四肢麻木，或麻醉不醒即为中毒，速用生豆浆解之。铃医用草乌有一整套方法，因草乌产地不同而毒性不同，没有用草乌经验的医者切不可用此方。草乌应用须慎之又慎。

天下第一金疮药（附二验方）

凡刀斧损伤，跌仆打碎，敷上，立时止痛止血，更不作脓，胜于他药多矣。其伤处切不可见水。

公猪油一斤四两　松香六两　面粉四两（炒筛）　麝香六分　黄蜡六两　樟脑三两冰片六分　血竭一两　儿茶一两　乳香一两（箬皮上烘取油）　没药一两

以上药研极细，先将猪油、松香、黄蜡三味熬化，滤去渣，待冷，再入药末，搅匀，瓷器收贮，不可泄气。

按：午日收青蒿捣合石灰，阴干为末。又午日收苎叶，晒干为末。二方治金疮皆验，且不费钱，可预备济人。

庚生按：金疮方药效者亦多，然往往有应，有不应，非症之不同，亦方之未善尔。予尝见金姓伤科，常用黑白二药，功效如响，因求得其方，试用神验，药虽平淡，实有奇功，不可忽视。录此以济世，如能遍传，亦功德也。

黑药方：松木桴炭十数块，烧红乘热于石臼内杵细。另用红糖二三两，铜铫内化烊，将炭末和入，调匀，摊于布上，乘热（需温热得中，不可过热）贴于伤处，以帛扎好，二三日后解开看之。如不青黑，即用原药熨热贴之。倘或血瘀结肿，即以后开白药敷之，仍用原布包好。如系骨损，须七日后方可解动。

白药方：白附子十二两，天麻、白芷、羌活、防风、南星各一两，均生晒，研极细末，和匀。青肿者童便调涂，破则干掺之，虽肾子破出可治，立能止痛生肌、止血祛瘀，且不忌风，真良方也。此方本名玉真散，为伤科仙方，予尝修制备用，价廉功捷，洵非他药可及。

定乾按：此为天下第一金疮膏，余象山师祖一直用到中华人民共和国成立。此为软膏，熬制方法简单，但方中公猪油不可以替代，熬好后用瓷瓶贮存备用。此膏多用于跌打损伤、刀斧金创等新伤，可直接敷伤处，外用油纸盖上再用纱布包住。敷至立效。

附验方一：鲜白接骨（爵床科白接骨属）捣烂敷患处，用于外伤止血、接骨，有神效。

附验方二：农历二三月采檵木花（金缕梅科檵木属），晒干研末敷患处，止血生肌立效。

此二药只需时间，又不费本钱，采来免费救助苍生，功德无量。

接骨至神丹

治跌伤、打伤、手足断折，急以杉板夹住手足，扶正凑合，再用此药。

羊踯躅三钱（炒黄） 大黄三钱 当归三钱 芍药三钱 丹皮二钱 生地五钱 土狗十个（槌碎） 土虱三十个（捣烂） 红花三钱 自然铜（末）一钱

先将前药酒煎，然后入自然铜末，调服一钱，连汤吞之，一夜即能合笋，不必再服。

定乾按：余师门曾经多用此方治疗伤科疾病，因本方毒性凶猛，必须要根据病人体质使用，病人服药后多是大醉而睡。以后伤科病的治疗以西医为主，故本方多弃之不用。方中羊踯躅即闹羊花（杜鹃花科杜鹃花属），有大毒，炒黄可减少毒性，又能增强活血镇痛之功。土狗（蝼蛄）、土虱（鼠妇）解毒破瘀，接骨续筋最好。上药用无灰酒煎好送下自然铜末（关键药）一夜即能合笋。木匠把木制成凹凸相合对接的两头，即卯榫，也即笋头，合笋即合榫（音"损"），意即接合。此方效果极佳。

阴囊烂尽

止留二子者。

凤仙花子、甘草等分为末，麻油调敷，即便生肉。

定乾按：此阴囊烂尽即脱囊，亦名阴囊毒、外肾痈、囊发、囊脱、脱壳囊痈等。该病由湿热邪毒下注肝经而致，以阴囊红肿作痛，继而溃烂皮脱，睾丸外露甚至脱落为主要表现，属痈类疾病。

凤仙花子即急性子，与甘草同捣烂用麻油调匀敷患处，有补脾益气、止痛生肌等功效。本方方简、药贱、效验，为铃医常用之药。凡一切久溃不敛的疮疡，用此药敷患处即效。

美首膏

治小儿白秃癞疮。

百草霜—两 雄黄—两 胆矾六钱 轻粉—钱 榆树皮三钱

用石灰窑内烧红流结土渣四两，共为细末，猪胆汁调，剃头后搽之，神方也。

定乾按：小儿白秃癞疮俗称白秃疮、癞头疮、白癞疬，生在头上，初起白痂，瘙痒难忍，蔓延成片，久则发枯脱落，形成秃斑，但愈后毛发常可再生。

百草霜：此药必须是从烧柴草的锅的底部刮取的黑色烟灰。如是其他化工原料烧过的锅，其锅底之黑垢千万不要当百草霜用，切记。此药止血敛疮最为神效。雄黄、轻粉是本方的主药，要用真品。石灰窑内烧红流结之土渣可收湿，止血，敛疮，功胜伏龙肝（灶心土）。诸药共研细末用猪胆汁调匀外敷患处神效。凡一切恶疮、肿毒、顽癣、湿疹等皆可用之。

手足皲裂

大萝卜一个，内雕空，放入柏油五钱，安炉火上炖熟，候冷，取油搽患处，即愈。

定乾按：手足皲裂多因接触化工腐蚀之物，或肌肤骤然被寒冷风燥所逼，致使血脉运行不畅，四肢末端经脉失养，皮肤渐渐变枯变槁变脆，促成皲裂。

方中柏油即乌桕胚珠外壳的蜡质油脂，其中，放锅中蒸下的油叫"柏油"，里面种子榨的油叫"青油"。余多年前用此法免费给工人、农民治疗手足皲裂，每次都收到非凡的疗效。

另附验方：生白及一两，生大黄二两，冰片一钱，共研成细末用蜂蜜调匀敷患处。神效。

治阴蚀

蚯蚓三四条（炙干为末） 葱数茎（火上炙干为末） 蜜一碗（煮成膏）

将药搅匀，纳入阴户，虫尽死矣。

定乾按：此阴蚀之病多由于素体抑郁或郁怒伤肝，肝气郁结，郁久化热，湿热之邪流注下焦，或夫妻不洁行房，致使外邪虫（滴虫）毒入侵，浸渍外阴而成。

方中蚯蚓、葱能解毒通淋，杀虫止痒，二药烘干共研成细末，用蜂蜜熬至滴水成珠后，搅拌均匀成膏备用。此方简单实用，余用此方治过几例阴蚀病例，确实神奇。

治体气方

田螺（大者）一个　巴豆（去壳）一粒（研碎）　胆矾一豆许（研）　麝香少许，研共拌匀

将螺用水养三日，去泥土，揭起螺厣，入胆矾等三味在内，以线拴住，置瓷器中，次日化成水。五更时将药水以手自抹两腋下，不住手抹，直待腹内欲行，却住手。先择深远无人空地内大便，下黑粪极臭，是其验也。以土盖之，勿令人知。不尽，再抹药水，仍照前大便。次用白矾一两，蛤粉五钱，樟脑一钱，为末，搽之，病根永绝。

定乾按：体气即狐臭、腋臭，为腋窝部发出特殊臭味的一种疾病，多因湿热郁结于腠理汗孔所致，或因父母遗传所获，有"父臭臭一代，母臭臭世代"之称。该病在夏季表现更明显。

余用此方治愈多例狐臭，取效关键是用好麝香。医者要用此方必须先找到好麝香。田螺要用野生的品种，须生活在水田、泥塘或湖泊中，越大越好。巴豆可以多放几粒。此水有极强的渗透力，抹上后能泻下黑色臭粪，其腋臭之味即能随之而出。再用后方搽几次自能痊愈。

痘后生翳

水银一钱　虢（音"国"）丹五钱

研作六丸，坩锡糊定，火煅一日，取出，薄棉裹之。左翳塞右耳，右翳塞左耳，自能坠下。

庚生按：痘后生翳，及痘疮入目，均属急症。当内服清理之剂，外用

点药方能奏功。虢丹即黄丹也。塞耳不如塞鼻为妥，似更易达病所。

定乾按：痘后生翳即痘毒入目，多由正气耗散，邪气乘虚入侵，随火上攻于目，致使黄膜上冲、凝脂翳、蟹睛等。方中水银、虢丹（黄丹）多是质重之劫药，有强烈腐蚀性和浸透性，必须用药棉包住，再用棉线扎紧，留一线头在外面，塞入耳内，黄膜上冲或凝脂翳等症，自能收拢回去而愈。

免喉内生蛾

喉中略痛，即用灯草一把煎汤，砂糖调饮。一日即止痛，立愈。

定乾按：喉内生蛾即乳蛾，是一种以咽喉两侧喉核（即腭扁桃体）红肿疼痛，形似乳头，状如蚕蛾为主要表现的喉病。发生于一侧的称单乳蛾，双侧的称双乳蛾。多由外感风热，侵袭于肺，上逆搏结于喉核；或平素过食辛辣炙煿之品，脾胃蕴热，热毒上攻喉核而致。

余多用灯草（灯心草）全草，此草湿地河边到处都有，须连根采挖，一次二两水煎服下立效。

附验方一：鲜筋骨草捣汁服下即愈。

附验方二：土牛膝一两水煎一服愈。

截药杂治门

截药杂治门共有十六条，主要介绍了内外杂症治法，如：鲫鱼霜取牙、去刺青、拔箭、解轻粉毒、解河豚毒等，疗效非凡。另附有简单验方以济世人。

取牙鲫鱼霜

大鲫鱼一个去肠，以砒霜纳入鱼腹，露干放阴地，待有霜即刮下，用瓶收贮，以针搜净牙根，点少许，咳嗽自落；或以少许药置膏药上，贴蛀牙上，即落。

庚生按：砒宜用白者，每鱼一两，纳入白砒一钱，不可过多。

又方：活鲫鱼一尾，约四五两，白砒六钱，将砒末纳入鱼腹中，待鱼烂之后，将鱼骨洗净，晒干为末，每用少许点所患牙根上，自落。

定乾按：走医有四验，一取牙，二点痣，三祛翳，四捉虫。鲫鱼霜又名"落牙散"。余师叔就以鲫鱼霜取牙，名扬江湖。取牙时以霜敷坏牙上，过了抽一盅烟的时间，令病人咳嗽一声，牙即掉下来，掉入铜锣上，叮当有声，见者之人无不称奇。

用野生活鲫鱼一条（重约一斤左右），去掉肠杂，砒霜研细末涂在鱼腹之中。在地下挖一个三尺深的坑，上口横放小木棍，挂鱼在内，阴干后待有霜出现时即用刀刮下，装瓷瓶贮存备用。用时以一片鱼鳞取霜敷牙根上，切不可用口舌舔药，以免中毒。

去面上刺青

马肉不拘多少，令苍蝇丛食生蛆，取蛆晒干，为末，以针拨动青处，掺之，其青自去。

定乾按：刺青是古代在犯人面额上所刺的黑色的字或图案，当时只有这一种颜色，时间久了黑色会渐渐退去变青，故称为刺青。《水浒传》中，就有不少好汉有刺青，如豹子头林冲、花和尚鲁智深、九纹龙史进、浪子燕青等。

本方方简药贱，先用针拨开刺青之处，须微出血，后涂上药用手轻轻按摩，待药慢慢渗透进入皮肉内，其青色即逐渐退去。此法也可用于去除纹身。效果极佳。

去身臂雕青

胆矾、硇砂、龙骨各五分，人蛆不拘多少，麝香一匙。临用时加香油一盏，煎熟将前药研碎，入油内，用黄丹熬成膏油，单纸贴之，其黑迹自然隐入肉内。

定乾按：身臂雕青即纹身。此膏被铃医称为"退青膏"。方中人蛆可用肉蛆代替，麝香要用真品。诸药共研成细末。将麻油熬至滴水成珠时加入诸药，搅拌均匀后以黄丹收膏备用。此膏有透里入肉之功，涂在牛皮纸上贴患处，即能把雕青之色透入肉中消除。

取箭镞方

用天水牛一个，独角小者，以小瓶盛之，硼砂一钱，研细末，用水滴在内浸之，自然化水，以药水点伤处，箭头自出。

定乾按：天水牛即独角仙（金龟子科叉犀金龟属，雄性的昆虫），与硼砂加水浸泡后能化成水。凡箭镞（音"足"）、断刀、死骨、竹木梢入肉等，用药水点患处，其物即能自出。另有验方：用活蝼蛄捣烂敷患处，箭镞一宿即出，真神奇也。

黑发仙丹

熟地一斤　万年青三片（小用五片）　桑椹一斤　黑芝麻八两　山药二斤　南烛皮四两　花椒一两　白果一两　巨胜子三两（连壳）

蜜丸，早晚以酒送下各五钱，忌食萝卜。

又方：熟地一斤　苡仁　山茱　桑叶各八两　白术　生何首乌各二两　巨胜子　白果各三两　黑芝麻四两　北五味二两　山药一斤　花椒一两　乌头皮四两　胡桃肉三两

加参片三两（无亦可）蜜丸，每日用开水吞服五钱。

定乾按：此二方对气血两虚、脾肾阳虚引起的须发早白，有健脾补血、温阳补肾、乌须黑发之功效。余先用上方后用下方，交替使用，确实疗效非凡。

取轻粉毒

出山黑铅五斤（打壶一把），盛烧酒十五斤、土茯苓半斤、乳香三钱，封固重汤煮一日夜，埋土中，出火毒，每日早晚任性饮数杯，后用瓦盆接小便，以有粉出为验，服至筋骨不痛，乃止。

庚生按：世医每以轻粉治杨梅疮毒，刻期奏效，罔利害人，日久必至筋骨疼痛，囟低音嘶。病者医者咸以为杨梅疮之愈而复作，不知起初熏药丸药之毒蕴久而发也。此方平妥而有奇功，杨梅疮用之，亦有神效。

定乾按：本方主治杨梅疮（梅毒，下疳）误服或过服轻粉及其他汞制品等劫药，致毒侵入经络骨骱，或口齿破烂，或筋骨酸痛挛缩，久易溃烂，经年累月，甚至终身不愈，而成残废。

方中黑铅即锡。本方中的药一定要用锡壶煎煮，否则效果不好。余师传一次用鲜土茯苓五斤，放入大锡壶中再倒上烧酒（糟烧）和乳香，盖好密封；用小火煎煮二十四小时后，离火放地上出火毒，每天早晚按病人酒量大小空腹服下，也可以吃下土茯苓。每次小便时用盆接下来观看，如小便中有粉状沉淀物排出，说明服药已经生效，继续服药，直到筋骨不痛时，病就痊愈了。本方药真贱，方真验。

受打不痛

用血管鹅毛七根，地龙七条煅过，用乳香同白蜡为末，好酒送下。

定乾按：此受打为古代时的刑罚，受罚时先服下此药，后打即不再痛。血管鹅毛放火上炙后有消肿敛疮之功效；地龙、乳香通经活络，活血止痛；白蜡即虫白蜡（白蜡雄虫分泌的蜡），有止血止痛的功效。上药共研细为末，用温无灰酒送下。凡一切跌仆损伤疼痛难忍，此药服下即能止痛，药效极佳。

误吞铁石

王不留行、黄柏等分为末，水浸蒸饼，丸弹子大，青黛为衣，用线穿，挂受风处，用时以一丸，冷水化服。

定乾按：本丸专治误吞金银、铜铁或玉石等物。凡吞下后即疼痛难忍，有可能危及生命。此丸用冷水化开后服下，能把吞下之物化细，从大便排出而愈。

脚城

葱根、荸荠捣汁一碗。以松香四两并麻油煎至滴水成珠，方入前汁，摊膏贴患处，即愈。

定乾按：脚城（音"减"）即是鸡眼、胼胝、脚垫等病。余用此膏治疗此病，每次收功非浅。先用麻油、松香熬化后，加上葱根、荸荠汁搅拌均匀，再熬成滴水成珠，离火，放地上一宿出火毒，装瓷器贮存备用。先用针在患处挑开一点后，用此膏涂在患处，再用胶布贴在外面即可。

足趾鸡眼

作痛作疮，地骨皮同红花研细敷之，次日即愈。

定乾按：鸡眼多为穿紧窄的鞋靴或长时间行走，使足部皮肤局部长期受压和摩擦而引起的局限性、圆锥状角质增生。走路时会出现疼痛难忍，给生活带来很多不便。余用地骨皮同红花研细末用麻油调匀后，先用针挑开鸡眼再敷上药，后用胶布贴外面，几次即愈。此方药简效验，又敷之不痛，真良药也。

蝮（音"刺"）毛虫伤

春夏月树下、墙堑间，杂色毛虫极毒，触着则放毛，入人手足上，自皮至肉，自肉至骨，皮肉微痒，渐痛，经数日痒在外而痛在内，用手抓搔，或痒或痛，必致骨肉皆烂，每有性命之忧。此名中射工毒，诸药不效。用好豆豉一碗，青油半盏，拌豉捣烂，厚敷患处，经一时之久，豉气透骨，则引出虫毛，纷纷可见。取下豆豉埋土中，再煎香白芷汤，洗痛痒处。如肉已烂，用乌贼骨为末，敷之立愈。

又方：锅底黄土为末，以醋捏成团于痛痒处，搓转其毛，皆落在土上，痛痒立止，神效无比。

定乾按：春夏秋月在野外经常遭毛虫蜇伤，要及时治疗才能不使毒毛侵入肉中。豆豉捣细末加青油（乌柏蒸去柏油后压榨的油）有解毒透表之功。故敷之神效。此方也可用于疮疡久溃不敛，敷之即能自愈。

锅底黄土即伏龙肝，研末用陈醋调和有极强的黏性，故用此药搓患处，即能拔毛解毒，使痛痒立止而愈。余用此方屡试屡验。

另有简便验方附之，以济世人，解除痛苦。

附验方一：鲜芦荟汁涂在被蜇处。

附验方二：鲜菊三七叶捣烂擦之。

附验方三：乌蔹根捣烂搓患处。

三方都有拔毛解毒、止痛消肿之功效。

红玉膏

治女人面脂。

轻粉　滑石　杏仁去皮

等分为末，蒸透入脑麝少许，以鸡子清调匀，洗面毕敷之，旬日后色如红玉。

定乾按：余师父说此膏是古代贵妃用于美容的第一方。方用轻粉蚀腐祛斑；滑石祛湿敛疮；杏仁滋润皮肤；脑麝（龙脑和麝香二药）通关窍，利滞气，辟秽浊，杀虫止痒；鸡蛋清是此方的关键之药，能清热解毒，又能制轻粉燥烈之性，且能使皮肤变白、变嫩，并增强皮肤抗皱、抗衰老的作用。先以盐汤洗面擦干后外涂，忌风吹。次日洗去，则瘀斑尽退色如红玉，故称红玉膏。

竹木刺

鲜虾并黄雀粪，共捣罨（音"演"）上，即出。

定乾按：竹木刺入肉中，其色与肉相似，有细如发丝者，很难找出。留在肉内则疼痛、红肿、化脓，痛苦难忍。上方所用好黄雀粪，亦然难寻。另有验方用之更神：用羊油熬化后，用针先挑开伤口敷之，不管竹木刺留在肉内有多久，必出。此方简便，又不花钱，真良药也。

治中河豚毒

大红降香为细末，以索粉水调服钱许，吐出毒物即愈。

庚生按：用索粉水者，取绿豆之解毒也。然近时市肆往往杂以蚕豆、黄豆。不若用绿豆一升，杵碎，泡汤调服为妥。

定乾按：索粉是用绿豆粉搓成线条的食物，放在水中煮熟后留下的水，其实就是绿豆汤。大红降香辛温降气，有解毒辟秽之力，研细末用绿豆汤送服，能使病人吐出毒物而愈。

另有急救验方附之。

附验方一：藜芦研末，阴阳水送服，即吐出毒物自解。

附验方二：鲜积雪草半斤捣汁灌下即解河豚之毒。

附验方三：绿豆三两、生甘草一两、防风一两，水煎服下即解。

虎伤

被虎咬伤，血必大出，伤口立时溃烂，疼不可当。急用猪肉贴之，随化随易，再用后药敷之。

地榆一斤为末，加三七末三两，苦参末四两，和匀掺之，随湿随掺，血止痛亦止矣。

定乾按：此方用猪肉血肉有情之品，贴伤口能生肌长肉，确实是妙不可言。再用地榆、苦参、三七粉散瘀止血、消肿敛疮、解毒燥湿之药末，掺患处立效。凡一切跌打外伤引起的皮肉皆烂，出血或溃烂疼痛难忍者敷之立效。神方也。

吹耳方

治小儿耳内湿烂。

上梅冰片二分　煅芦甘石一钱　枯矾三分　煅龙骨一钱　海螵蛸一钱　橘皮炭三钱　赤石脂一钱　粉口儿茶三分　蚕茧壳二枚　煅石首鱼脑骨二枚（研细）

上药为细末，加胭脂边二钱，用纸包固，以水浸湿，用火煨炭存性，和匀，再研，吹之极效。

定乾按：耳内湿烂多由湿热邪毒所致，可见闷胀堵塞、听力减退或耳鸣等症状。一旦鼓膜穿孔，导致耳内流水或流脓，其臭难闻，痛苦万分，甚至耳聋。

方中之药除冰片外，捣碎末用湿纸包住，用烂泥厚涂在纸外，以炭火盖住煨存性，取出放地上出火毒，再加入冰片同研成细末，装瓷瓶贮存备用。凡各种耳内湿烂，流脓或出水，不分大人、小儿皆可用之，用吸管装入药末吹入即效。

顶药（主上吐药也）

顶药是铃医治疗疾病的三大法之一，顶药多吐，大多用于涌吐痰厥、风痰、顽痰、虫积、疟疾、积食、瘀血等急性病。此法速效，吐之即轻，对后续治疗起到了不可估量的作用。

巴霜顶（丹溪喉闭丸）

治缠喉风闭，先胸膈气紧，蓦然咽喉肿痛，手足厥冷，气不能通，顷刻不治。

雄黄一钱　郁金五分　巴豆七粒（去皮壳）

冰、麝各少许为皮，醋糊为丸，如麻子大，清茶下五分。如喉噤塞，用竹管纳药入喉中，须臾吐痰立解，未吐再服。

庚生按：巴豆宜去油取霜，方可用。

定乾按：缠喉风是指咽喉红肿疼痛，项强而喉颈如蛇缠绕之状，肿疼连及胸前，严重时会出现生命危险。本病多由脏腑积热，邪毒内侵，风痰上涌所致，故治疗宜解毒泻热，消肿利咽。

巴霜顶是铃医祛痰之霸道圣药。方中巴豆必须要制霜用，雄黄要按鲤鲮丸方制，冰片（梅片）、麝香要用真品。各研细末醋调和丸，阴干装瓷瓶贮存备用。凡咽喉肿闭、疼痛、痰鸣或气堵等症，服下即吐，吐即病去，真神奇也。

四宝顶（狗宝丸）

丁丹崖祖师治噎膈反胃。

硫黄　水银各一钱（同炒成金色）　狗宝三钱　鸡卵一枚（去白留黄）

和药搅匀，纸封泥固，糖火煨半日，取出研细，每以烧酒调服五分，不过三服，立验。

庚生按：此方颇验，然宜验症之虚实，谨慎用之。

定乾按：四宝顶为铃医治疗噎膈反胃（胃癌、食管癌）最霸气的特效药。方中硫黄研末同水银拌均匀后，炒之烟尽色黄为度。狗宝是生长在狗胃里的一种石头样的东西，具有降逆气、开郁结、消积、解毒等功效。用鸡卵（土鸡蛋）的黄，打破成浆和上药搅拌均匀，用桑皮纸包好，后用烂泥厚涂外面，放炭火中煨六个小时，取出放地上出火毒后，研细末装瓷瓶贮存备用。本方用烧酒调匀服下即效，但须点到为止，以免中毒。

牛郎顶（牛郎丸）

治气筑、奔冲不可忍，兼追虫取积，亦消水肿。

黑牵牛五钱（炒）　槟榔二钱五分

为末，每服一钱，紫苏汤下，虫积及水肿用酒下。

定乾按：气筑、奔冲即奔豚气，是指病人自觉有气从少腹上冲胸咽的一种病证。本病由于气冲如豚之奔突，故名奔豚气。

方中黑牵牛（黑丑）能泻水通便，杀虫攻积；槟榔能杀虫破积，降气行滞。二药研细末备用。治气筑、奔冲，将本方用紫苏汤送下，即能降气宽中，服下即解。追虫取积，消水肿，将本方用无灰酒送服，泻下恶物即愈。牵牛俗称"放牛郎"，铃医先辈借用"牛郎织女的传说"而命名本方。

青绿顶（附风痰卒中方）

治顽痰不化。

石青一两　石绿五钱

水飞为末，曲糊丸，绿豆大，温水下十丸，吐出痰二三碗，不损人。

风痰卒中，方用生石绿二两，乳细水化去石，慢火熬干。取辰日、辰时、辰位修合，再研入麝香一分，糯米粉糊丸弹子大，阴干。卒中每丸作二服，薄荷酒下。余风朱砂酒下。吐出青涎，泻下恶物立效。小儿用铜绿研粉，醋面糊丸芡实大，每服薄荷酒下一丸，须臾吐痰如胶，神效。

庚生按：生石绿，细绎方意疑即生铜绿。盖铜绿酸平，主治风痰卒中也。此方本名碧林丹，见药谱明疗铜绿条下，治小儿名绿云丹，亦载此书内。

定乾按：青绿顶是铃医治痰霸道之方，凡一切风寒热痰、顽痰老痰等，服下即能吐出或化开消除。余师门多将本方用于体胖痰瘀之人。此类人服药后能使痰消瘀祛，人也能消瘦下来，故本方亦是胖人减肥的好方。

方中石青又名扁青石、碧青石，有祛痰、催吐、破积、明目的功效；石绿即孔雀石，有祛腐敛疮、退翳杀虫、吐风痰的功效。二药同捣碎用碾碗碾细末水飞，再以 5∶1 的比例将药末与面粉调均匀，后制成绿豆大小的丸，阴干装瓷瓶贮存备用。服用时按人体重大小，先从小剂量开始，渐渐加量。

治风痰卒中方须按上方法修合为丸，石绿借麝香开窍醒神之力，又用薄荷酒为药引可增强疏风行气之功，服下即能吐出青涎，泻下恶物，立效。

硫黄顶

治腰痛如神。

黑牵牛半生半炒，取头末，水和丸梧子大，硫黄末为衣，空心用盐汤并酒下五十丸。

庚生按：此方用意极妙，惟须体实而年久湿重者为宜。亦不可骤投至五十丸之多，当量症加减为妥。

定乾按：硫黄顶是铃医治疗腰痛常用之药，药廉效验，余至今还常带身上。本方主要用于风寒湿热，肾亏腰府失养，气滞血瘀，经脉不通而致的腰痛。方中黑牵牛（黑丑）一半生用，一半炒熟用，合一起捣成细末，筛取第一次细末，用水和成丸，硫黄研细末为衣，阴干装瓷瓶贮存备用。

黑牵牛能泻水通便，硫黄有补火助阳之功，二药合用能疏通经脉，温阳通滞，用盐汤送下取其咸能入肾，用温无灰酒送下能温通血脉，以助补肾阳、通经络之功。故治腰痛功效非凡。真良药也。

玉环来笑丹

治疝气痞癫肿，并诸气痛。

荔枝核<small>四十九个</small> 陈皮<small>（连白）九钱</small> 硫黄<small>四钱</small>

上为末，盐水打面糊丸绿豆大。痛时空心酒服九丸，良久再服，不过三服立效。

庚生按：此方与前疝气神方相同，惟荔枝核此方用四十九粒，前方等分，且须炒黄。陈皮前方亦用等分。硫黄此方未言制法，前方须火中熔化，投水去毒。且以饭为丸桐子大，每服十四丸，酒下为不同耳。鄙见以为分量宜照此方，制法宜照前方，丸之大小及服丸之数，亦宜照此方为是。

定乾按：此丹的制法正如庚生所说。方中硫黄辛温大热，内服补火助阳，能消沉寒冷痼；荔枝核行气散结，散寒止痛；陈皮理气化痰。三药研末，盐水和丸备用。凡疝气积滞、痞满腹胀、积聚胁痛，空腹用温无灰酒送下即效。

轻粉顶

治小儿涎喘。

无雄鸡子一个，用鸡子清入轻粉一分，拌匀，银器盛置汤，瓶上蒸熟。三岁儿食尽，当吐痰，或泄而愈。壮实者乃可用。

定乾按：小儿涎盛而喘急（哮喘），多因肺脾气虚，腠理不密，外邪侵犯，致痰涎上壅。轻粉顶是最霸道的儿科治喘神方。方中用无雄鸡子（没有公鸡交配生下的蛋）清甘凉解毒的功能，以制轻粉之毒。二药调匀后隔水蒸熟服下，立能吐出痰涎或泄下恶物而愈。轻粉顶必须用于小儿身体壮实者，切不可用于体虚者，亦不可多服久服，以免汞中毒。

黑盐顶

盐一升，纳粗瓷瓶中，将泥头筑实。先以糠火围烧，渐加炭火，候烧透赤色，盐如水汁，即去火待凝，将瓶敲破，取出。用豆豉一升熬煎，桃仁一两和麸炒熟，巴豆二两，去心膜及壳，隔纸炒令油出，须生熟得中，焦则少力，生又损人。将四物捣匀，入蜜丸桐子大，每服三丸，须平旦时服最好。患时气用豉汁及茶送下；患心痛酒送下，入口便止；患血痢，米饮下，初变水痢后即止；患疟茶饮下；患骨蒸蜜汤下。凡服药后吐利，勿以为怪，吐利若多，服黄连汁止之。或遇耐药人服药不动者，更服一二丸，服药后须忌口二三日。其药腊月合之，用瓷瓶封固，勿令泄气，一剂可救百人。或在道途村落无药可求，但用此药可敌大黄、朴硝数两，屡试有效，小儿女子忌服。

定乾按：黑盐顶集铃医治病的三大特点"顶、串、截"和取药的"便、贱、验"。药仅四味，用盐（青盐）取吐，豆豉发汗，巴豆泻下，桃仁行瘀。正合吐、汗、下三大法则。顶中有串，串中有顶，使其病迅速止住，真是千古奇方，不可失传。诸药分别以上法炮制，蜂蜜和丸阴干，装瓷瓶贮存备用。凡心痛、血痢、疟疾、骨蒸等症，用引药送下即愈。

羊荚顶

治骨蒸传尸。

羊肉如拳大一块煮熟，皂荚一个炙，以无灰酒一升，铜铫内煮三五沸，去渣，入黑锡一两，煎至一合，令病人先啜肉汁，后服一合之药，如吐虫如马尾。即愈矣。

定乾按：骨蒸传尸即肺痨（肺结核），多由病人素体虚弱，感染痨虫，侵蚀肺脏，日久则正气受损，致使咳嗽、咯血、潮热、盗汗及身体逐渐消瘦等。

羊荚顶以羊肉、皂荚、黑锡用无灰酒炖煮，服下后即能吐出痨虫而愈，故名"羊荚顶"。此方以杀虫为本，兼以补虚，确实是治疗肺痨的好方。

截疟顶

治三日大疟。

活大乌龟一个连壳，左右肩上各钻一孔，近尾处亦钻一孔，以明雄黄九钱，研细，每孔掺入三钱，外以黄泥包固，勿令泄气，炭火上煅存性，研细，每服准一钱，空心陈酒下，二三服即止。

又方：预择陈香橼一个，去顶皮大者，每只加明雄黄三钱，中者二钱，小者一钱，研细。掺入香橼内，火中煅存性，再研极细，每服七分，用腐衣作六七包，干咽下，不可吃汤水，任其呕吐顽痰即愈。治三阴疟尤验。

庚生按：疟症不一，验方亦多，往往此用则效，彼用则否者，症非一致也。此方治年久不愈之疟，每有奇验，而轻浅者用之，非徒无益，甚且损胃作呕，不可不知。后附试验单方数则，以备随症采用。

截疟丹：五月五日取独蒜，不拘多少，舂烂，入黄丹等分，再杵丸如圆眼大，晒干收存。凡疾发二三次，后取一丸杵碎，鸡鸣时面东井花水下。

又方：草芨三钱，雄精三钱，研细和匀，用膏药二张，取药三分，用生姜汁和，作两饼。一贴颈后天柱骨下第一节，一贴脐上，均以膏药盖之。须先一时贴，不可经妇女手。

定乾按：三日大疟即疟疾，三日一发者，亦称三阴疟，是疟邪深入，元气大虚，以寒热三日一发，缠绵不愈，倦怠食减，面色㿠白，脉虚弱，舌淡苔薄白等为主要表现的疟疾。

方中用活乌龟治疗确实效神，但残忍之极难以下手，切不可以命换命。余师传可用龟甲炮好研细末加入雄黄细末，空腹用无灰酒送下，疗效一样显著。以上各方主要是用雄黄、黄丹来截疟祛痰。二药都有毒，服后多致呕吐，待病人吐完顽痰后即能自愈。

三奇顶

治小儿天哮神效。

经霜天烛子　腊梅花各三钱　水蜒蚰一条（俱预收）

水煎服，一剂即愈。

定乾按：小儿天哮即百日咳，是小儿常见的一种呼吸道传染病，由百日咳杆菌引起。本病以阵发性痉挛性咳嗽，伴有鸡鸣样吸气声为主要特征；多见于五岁以下儿童，大多流行于冬、春两季；病程可长达三个月以上，故名"百日咳"。

天烛子即天竺子（小檗科南天竹属）有敛肺镇咳之功；腊梅花能开胃散郁，止咳化痰；水蜒蚰（蛞蝓，又称鼻涕虫）功能清热祛风，消肿解毒，破痰通经。此顶药奇，用奇，效奇，故名三奇顶。凡久咳气喘、百日咳等，一剂即愈。

金丝顶

凡一切宜吐痰涎之症，用代瓜蒂最妙。

金线重楼（俗名金线吊虾蟆，采得去外黑皮），用石打碎，无犯铁器，晒干为末，瓷瓶收贮备用。风痰结胸用药一钱，阴阳水和服，吐痰即愈。伤食成疟，临发时空心用药一钱，开水和服。噤口痢用药一钱，温凉水和服即愈。

庚生按：金线重楼，蔓生田野山石间，叶似三角风，光润带青黄色。芒种时开花，如谷精花，性力甚大，多食令人吐泻不止。

定乾按：此金线重楼并非七叶一枝花，乃是防己科千金藤属的金线吊乌龟，味苦，性寒，可清热解毒，消肿止痛，散瘀。内服用于治疗胃痛、积聚、肠痈、痢疾、跌打损伤、毒蛇咬伤等；外用治疗痄腮、癣、无名肿毒等，用醋磨涂患处即效。采挖块根切片晒干研粉备用。凡五痰六涎、中毒、噤口痢等症，皆可用之。此药煎汤内服不吐，生品服之即吐，故能替代瓜蒂散。

砒霜顶（附驹喘痰积方）

治哮须三年后可用。

精猪肉三十两（切作骰子块） 白信一两（研细末，拌在肉上令匀，用纸筋黄泥包之，令干）

白炭火于无人处煅，俟青烟出尽，研细，以汤浸蒸和丸如绿豆大。食前茶汤送下，大人二十粒，小儿四五粒，量虚实服之。

齁喘痰积方：凡天雨便发，坐卧不得，饮食不进，乃肺窍久积冷痰，遇阴气触动则发也。用后一服即愈，服至七八次，即吐恶痰数升，药性亦随而出，即断根矣。

江西淡豆豉一两（蒸，捣如泥），入砒霜末一钱，枯矾三钱，丸绿豆大。每用冷茶冷水送下七丸，甚者九丸，小儿五丸，即高枕仰卧，忌食热物等。以上二方，体虚者千万忌用。

定乾按：白信（砒霜）有祛痰止哮功能，精猪肉能益气健脾，并制砒霜之毒。精猪肉和砒霜按10∶1的比例拌均匀，用桑皮纸包住，再用烂黄泥裹住，放炉里用木炭盖住，点火煅炼待青烟出尽出炉，放地上一宿出火毒后，研细末和丸，装瓷瓶贮存备用。砒霜顶是铃医治哮专方，服之即效，真良药也。

齁喘痰积即哮喘，多因痰邪内伏，又复感风寒之邪，致使呼吸急促，喘憋气逆，胸膈满闷如塞，咳不甚，痰多或咯吐不爽等。砒霜是铃医用来治疗寒痰哮喘的霸道之药，方中用豆豉可制砒霜和枯矾的毒和燥烈之性。三药共研细末和丸。凡寒证哮喘引起的咳嗽气喘、喉间哮鸣，服下即效。

皂矾顶（稀涎散）

凡人卒中风，昏昏如醉，形体不收，或倒或不倒，或口角流涎，斯须不治，便成大病。

此证风涎潮于上，致胸痹气不通，用此吐之。

皂荚末一两 生矾末五钱 腻粉五钱

水调一二钱，过咽即吐，用矾者，隔下涎也。

定乾按：皂矾顶是铃医治痰的常用药，方简药验。方中皂荚、生矾（明矾）、腻粉（铅粉）三药研细末。凡痰涎壅盛，口角流涎，突然昏仆，肢体麻木，舌謇不语等，服之必吐，吐则即醒。

碧霞丹

凡中风痰厥，癫痫惊风，痰涎上壅，牙关紧闭，上视撮搦，并宜治之。

乌头尖　附子尖　蝎梢各七十个　石绿（研几度，飞过）十两

为末，面糊丸芡实大。每用一丸，薄荷汁半盏化下，更取温酒半合，须臾吐出痰涎为妙。小儿惊风，加白僵蚕等分。

庚生按：此方惟实症中痰中风，及大人食闭、小儿痰闭可用，石绿即是铜绿。

定乾按：碧霞丹是余师门用来治疗风痰卒中的最有效药。方中生乌头尖、生附子尖、蝎梢（即蝎尾）祛风止痉，石绿（孔雀石）吐利风痰。上药各研细末，将药末与面粉按5∶1拌匀和成丸，阴干后装瓷瓶贮存备用。此丸为碧绿色，故名"碧霞丹"。本方用疏风醒神的薄荷汁送下，即能使病人吐出痰涎而醒。

吐蛊

人头面上有光，他人手近之如火炽者，此中蛊毒也。

蒜汁五钱，和酒服之，当吐出如蛇形。

定乾按：蛊是一种以毒虫作祟害人的巫术，是一种较古老、神秘、恐怖之巫术，主要流行于中国南方各地和一些少数民族中。其种类繁多，如金蚕蛊、蛤蟆蛊、蜈蚣蛊、蛇蛊、羊蛊、鱼蛊、牛蛊、犬蛊、鸡蛊等。

大蒜味辛，性温，可除寒湿，辟阴邪，下气暖中，消谷化肉，破恶血，攻冷积，辟秽解毒，消痞杀虫。捣汁用无灰酒送服即吐，如吐出蛇形即蛇蛊，蜈蚣形即蜈蚣蛊，余类推之。余另用大蒜治疗因酒食不节、情志所伤或血吸虫感染等导致肝气郁结，气滞血瘀而形成的臌胀，大量服下神效。

倒顽痰法

治痰结胸中不能吐出，狂言如见鬼状，时发时止，气塞胸膛。

牛肉五斤，水二斗，煎汤饮之，至不可食而止。以鹅翎探吐，必吐至黄色顽痰而止。若不吐出，再饮之，必以吐尽为度。前病顿失，后以陈皮茯苓甘草，白术汤徐徐饮之，平复如故。

庚生按：此即倒仓法，极妙极妥。惟吐后须调摄得宜。

定乾按：此是痰迷心窍之癫狂，多由七情内伤，饮食失节，痰气郁结，痰火暴亢，使脏气不平，阴阳失调，闭塞心窍，神机逆乱。

此系铃医倒仓之法。如病在上，服下则吐；病在下，服下则泻；上下兼病，服下则能吐泻交作，祛病如扫地。将大量牛肉汤服下，再以鹅翎轻探咽喉即能呕吐，其吐力如冲墙倒壁，能使一切顽痰冲吐而出，病人吐后即醒。此法也可治疗痰饮、臌胀（腹水）等症，但只有体实病人才能服用。

阴阳汤

凡治上焦欲吐而不能吐者。

滚水凉水各一碗，加炒盐一撮，打百余下，起泡饮之，立吐而愈。

定乾按：上焦欲吐而不能吐，多由宿食停滞造成胃失和降，浊气上逆，症见胸闷脘胀，欲吐不能，头昏脑涨，痛苦难言。

阴阳汤是铃医最便、最贱、最验的神方。凡用此汤服下即吐，吐则即愈。故祖师留有遗训：本法不用本钱，也不可收费，以济世人，切记。

串药（主下泻药也）

串也是铃医治疗疾病的三大法之一。串药多泻，主要用于癥瘕、痞积、水饮、臌胀、宿便、瘀血、痈疽、肿毒、心腹卒痛等顽症，正合中医攻、逐、泻之法，应结合病情适当用药，中病即止，而不伤元气。

牛郎串（遇仙丹）

治邪热上攻，痰涎壅滞，反胃吐食，十膈五噎，酒积、虫积、血积、气积诸般痞积，疮热肿痛。或大小便不利，妇人女子面色萎黄，鬼胎癥瘕，误吞铜铁银物，皆治之。五更冷茶送下三钱，天明可看所下之物，此药有疾去疾，有虫去虫，不伤元气脏腑。小儿减半，孕妇忌服。

白牵牛头末四两五钱（炒半生）　白槟榔一两　茵陈五钱　蓬术五钱（醋煮）　三棱五钱（醋炙）　牙皂五钱（去皮炙）

上药为末，醋糊为丸，如绿豆大。依前数服行后，随以温粥补之，忌食他物。

定乾按：牛郎串又名"遇仙丹"，是铃医借牛郎织女的故事而命名的。方中以白牵牛（白丑）泻水通便、消痰涤饮、杀虫攻积为主，配白槟榔降气行滞，配三棱、蓬术破血止痛，再配茵陈利湿退黄，后配牙皂利窍吐痰。本串配伍得当紧凑，服用方便。凡癥瘕痞块、痰饮积聚、气逆喘咳、食积胀痛、虫积腹痛、水肿胀满、二便不通、湿疮瘙痒、跌打损伤及妇女血瘀经闭等，用冷茶送下本方，泻下恶物即效。牛郎串、牛郎顶即一串一顶，是走医仙丹妙药，诸症用之无不应手而除。

榔霜串（必胜散）附漱齿方

治远年近患大麻风癞疮，三服即愈。

大黄五钱　槟榔五钱　白牵牛五钱　粉霜五分

各为细末，分作三服。用生姜四两绞汁，入砂糖半酒盏，水调匀，于晚间临睡，腹中稍空，卧床上服之。至三更，遍身手足俱麻木如针刺，头目齿缝俱痛，此药寻病之功。二便或青或白，或黑或黄，或红虫之类，此乃病根也。三十日内服药三次，渐痊，眉毛须发俱生，肌肤如旧。或齿缝出血，漱齿药列后。

漱齿药：贯众五钱，黄连五钱，为末，用水一盏，煎四五沸，入冰片少许，搅匀漱口。每日一服煎漱，忌食动风油腻之物，一月即愈。

定乾按：大麻风即疠风，又名麻风、癞病、疠疡，因感触暴厉风毒，致邪滞肌肤，久而发作。初起先觉患部麻木不仁，次发红斑，继则肿溃无脓，久而漫延全身肌肤而出现眉落、目损、鼻崩、唇反、足底穿等严重证候。

此串是铃医治疗大麻风最霸道的特效药，一料分三次服完即愈，必须十天服用一次，不可以连服以免中毒，切记。本方主要是以毒制毒，其中粉霜（轻粉）之毒凶猛异常；大黄、白牵牛二药泻下之力峻猛；再加槟榔破气助长诸药威力，故能直达病所，服下后即能泻出恶物而自愈。

黄甲串（偷刀散）

治横痃便毒，未成者内消，已成者脓从大便下。

大黄二钱　白芷二钱　穿山甲二钱

煅存性为末，每服三钱，空心酒送下。

定乾按：横痃（音"玄"）是指腹股沟淋巴结肿大，初期形如杏核，渐大如鹅卵，坚硬木痛，红肿灼热，溃后流脓不尽，不易收口。生于左侧为鱼口，右侧为便毒。

黄甲串是铃医治疗各种疮疡肿毒最霸气的效果极佳药。方中大黄、白芷、穿山甲三药研细末同用，共奏攻积、排脓、散瘀之功。凡横痃便毒、疔疮痈疽或有名无名之肿毒，用本方后脓未成者可散之，已成者可溃之。空腹用无灰酒送下即能自愈。

无极丸

治男女诸病，妇人经血不通。赤白带下，崩漏不止，肠风下血，五淋，产后积血，癥瘕腹痛。男子五劳七伤，小儿骨蒸潮热，其效甚速。宜六癸日合。

大黄一斤，分作四份。一份用童便一碗，食盐二钱，浸一日切晒；一份用醇酒一碗，浸一日切晒，再以巴豆仁三十五粒，用豆炒黄，去豆不用；一份用红花四两，泡水一碗，浸一日切晒；一份用当归四两，入盐醋一碗，同浸一日，去当归，切晒。为末，蜜丸如桐子大，每服五十丸，空心温酒下。利下恶物为验，未下再服。

定乾按：大黄能泻热毒，破积滞，行瘀血，主治实热便秘，食积痞满，痢疾初起，里急后重，瘀停经闭，癥瘕积聚，吐血衄血，淋浊溲赤，痈疡肿毒等，有推陈致新、通利水谷的作用。

无极丸为铃医串药中最传统的效果极佳药之一，余至今一直在应用，每收奇功。方中仅大黄一味药，须分成四份，分别以上面方法炮制，程序不可缺少一道，否则效果不好。合药时宜在六癸日（癸酉、癸未、癸巳、癸卯、癸丑、癸亥）共研成细末，以蜂蜜和丸，阴干，装瓷瓶贮存备用。凡以上男女诸病，不论大人小孩，空腹用温无灰酒送下，即能泻下恶物而愈。

备急丸

治心腹诸疾，卒暴百病。

大黄　巴豆　干姜各一两

捣筛蜜和为丸，如小豆大。每服三丸。凡客中恶心，腹胀满痛如错刀，气急口噤卒死，以暖水或酒服之，或灌之。不愈再服三丸，腹中自然鸣转，但吐即愈。若口已噤者，灌之即瘥。

定乾按：本丸专治寒实冷积内停，心腹卒暴胀痛，痛如锥刺，气急口噤，大便不通。此方药宏力猛，服之即泻，泻之即效，故名"备急丸"。方中巴豆辛热峻下，开通闭塞；大黄苦泻通降，既协巴豆泻下通腑，攻除冷积，又可制巴豆辛热之毒；佐以干姜温中暖脾，且能助巴豆祛寒散结，缓解大黄寒凉之性。三药同用，共奏攻逐寒积之功。余常用此丸治疗肝硬化腹水、阻塞性黄疸、胰腺癌等重症病危病人，屡用屡验，每收奇功。

乌龙串（一粒金丹，又名捉虎丹）

专治风寒暑湿脚气，不问远年近日，一切走注，疼痛不可忍，临发时空心服一丸；赶到足面上赤肿痛不散，再服一丸；赶至脚心中，出黑汗乃除根。如痛在上，食后卧时，酒送下，自然汗出定痛为验。中风瘫痪，麻痹不仁，手足不能屈伸，偏枯，用酒下二丸。中风不省人事，牙关不开，研一丸，酒调灌下，亦验。

白胶香（研）　草乌（去皮脐）　五灵脂　土龙（去土）　木鳖子（去油）各一两五钱　乳香　没药　当归各七钱五分　麝香二钱二分　京墨（烧酒浸）一钱五分

共为末，和匀，糯米粉为丸，如芡实大，温酒研化一丸，神效。

定乾按：本串是铃医治疗各种寒湿痹证、中风偏瘫及跌仆损伤的常用之药，方中以生草乌搜风入骨，地龙寻病追根，逐病外出的功效为主，故名"乌龙串"。麝香（治中风）在方中有着举足轻重的作用，不可以用假，其他的病可以用梅冰替代。诸药共研细末用糯米粉和丸，阴干，装瓷瓶贮存备用，以无灰酒送下即效。余师门将本方称为"捉虎丹"，至今还保留了几粒作纪念。

轻粉串

治小儿吃泥。

轻粉一分，砂糖和丸如麻子大，空心米饮下一丸，良久泻去泥土即瘥。

定乾按：小儿吃泥多因患疳病或体内有寄生虫。本串以轻粉杀虫消积为主，配砂糖益气健脾以制轻粉之毒，用米汤送下能护肠胃不受轻粉腐蚀所伤。病人服下后即能泻出虫积而使病愈。此串须慎用。

犀黄串

辟瘴明目。

升麻　犀角　黄芩　朴硝　栀子　大黄各二两　豉二升

微熬同捣末，蜜丸如梧子大。觉四肢大热，大便闭结，即服三十丸，取微利为度；四肢小热，食后服三十丸，非但辟瘴，甚能明目。

定乾按：瘴即翳障，多因湿热瘀阻肝胆上蒸于目，或感受风热邪气，上攻于目，致使两目红肿疼痛或成眼翳甚至失明等。余将犀黄串配生半夏用于治疗重症肝炎、肝昏迷、阻塞性黄疸、胰腺炎等效果非凡。方中犀角名贵奇缺而难寻，故用三十倍水牛角替代。凡肝胆湿热，目赤肿痛，疔疮痈疽，癥瘕积块等，服下本串后即能泻出毒物而愈。

天一水串

韩飞霞制。通利水道。

按：方内需用人参，如无，以高丽参代之，或真潞党参亦可。

灯心一斤（米粉浆染，晒干研末，入水澄去粉，取浮者晒干，二两五钱）　赤白茯苓（去皮）五两　滑石（水飞）五两　猪苓二两　泽泻三两　人参一斤（切片熬膏）

和药丸如龙眼核大，朱砂为衣。每服一丸，随症用引调服，本天一生水之妙，故治病以水道通利为捷径也，亦治难产不下者。

定乾按：本串是铃医提壶揭盖之法的代表，专治肺失宣降，脾失健运，肾失开合，膀胱气化失常，导致体内水液潴留，泛滥肌肤，而致头面、眼睑、四肢、腹背，甚至全身浮肿者。服用后能益气健脾，通利水道而愈，真神方也。

方中灯心草是极难研细的，用米粉加水调成浆加入灯心草，拌均匀晒干后，再研成细末，倒入清水中搅动，澄去粉，取浮在水面上的晒干即可。上药各研细末，用人参熬成膏后，再加入药末调和为丸备用。

牵牛串

治男妇五般积气成聚。

黑牵牛一斤，生捣末八两，余渣以新瓦炒香再捣，取四两，蜜丸如梧子大。至重者三十五丸，陈皮生姜煎汤，卧时服。半夜未动，再服三十丸，当下积聚之物。寻常行气，每服十丸。虚者慎用。

定乾按：牵牛串是铃医最喜欢的一种药，药贱效验。男妇积气成聚，多因情志抑郁，肝气不舒，脏腑失和，致脉络受阻，血行不畅，气滞血瘀，日积月累则可形成积聚。

治当破气攻逐，故用黑牵牛泻水逐痰，杀虫攻积，药虽一味，其力峻猛；再以陈皮降气和胃，生姜制约牵牛之毒为药引。诸药服后即下恶物，病去如失。余常用牵牛串治疗各种肿瘤及腹水，每次都收功非浅。

禹功散

治诸水饮病。

黑牵牛头末四两　茴香一两（炒）

为末。每服一二钱，以生姜自然汁调下，则气利而饮自消。若虚者亦审慎用之。

定乾按：水饮多由脾阳虚弱，运化失常，致使水饮停留于胃肠，久则聚湿生痰，可见脘腹坚满而痛，呕吐痰涎，四肢水肿，食欲减退等。治当以温化痰饮、健脾利湿为主。

本散治水饮有条有理，如同大禹治水，故名"禹功散"。余常用本方治疗寒湿水疝、痰饮、气臌或腹水，每次都能收到奇功。方中黑牵牛泻水涤痰力较猛，故配茴香（小茴香）理气健脾以制之。二药共研细末，借生姜汁温中化饮之力服下，则诸水饮即从大便泻出而消。

双牛串（济世散）

治一切痈疽发背，无名肿毒，年少气壮者。

黑白牵牛各一两，布包捶碎，以好醋一碗，熬至八分，露一夜。次日五更温服，以大便出脓血为妙。

定乾按：双牛串因黑白牵牛共用而取名。二药同为旋花科牵牛属之种子，开粉、蓝花者子黑为黑丑，开白花者子白为白丑。二者合用能增强解毒消肿、杀虫攻积之功效。此串泻下之力峻猛，非体实者勿用，切记。凡疗疮痈疽、横痃发背、无名肿毒，服之即下脓血恶物而愈。

治痘疮黑䗒

按：痘疮黑䗒（音"叶"）用狗蝇（狗身上跳飞者，夏月极多。冬则藏狗耳中，宜预收备用）七枚，擂细和焙，酒少许调服。黄退庵先生《橘旁杂论》极言其效。黄乃嘉善名医也。

定乾按：痘疮黑䗒见《奇效良方》，又名倒䗒、黑疮倒䗒、陷伏。痘疮收䗒时，外感寒邪，腠理复闭，身痛四肢微厥，痘转青紫或呈黑色者为黑䗒。

狗蝇是虻科昆虫。明李时珍《本草纲目·虫二·狗蝇》云："狗蝇，生狗身上，状如蝇，黄色，能飞；坚皮利喙，啖咂狗血。冬月则藏狗耳中。"狗蝇有破血通经、逐瘀消癥之力，捣烂用无灰酒送服，即能使痘疮黑䗒自消。本方亦可治疗瘀血引起的各种癥积斑块。用酒冲服神效。

五香串

治腹心气胁痞积，一切痛症，立效。

沉香　丁香　木香　檀香　乳香（去油）　巴豆霜各三钱　大黄　甘草　郁

金 苍术 五灵脂 陈皮 厚朴 雄黄各五钱 豆蔻肉六钱

上药共研末，醋糊丸如桐子大，朱砂二钱为衣。每服五丸，重者七丸、九丸，或至十一丸。空心热酒送下，忌生冷油腻，气虚之人及孕妇忌服。

定乾按：腹心气胁痞枳，多因饮食不节，痰湿阻滞，肝郁气滞，瘀血停着，湿热蕴结而导致痞积疼痛。

本方以沉香、丁香、木香、檀香、乳香配大黄、巴豆霜，故名"五香串"，功能破气逐瘀，化瘀止痛，是铃医治疗痞积的霸道神方。凡气滞胃胀、痞满积块、胸腹疼痛等症，空腹用热无灰酒送下本方即效。

车螯串（名转毒散）

治发背痈疽，不问深浅大小，利去病根，则免传变。

车螯（即昌蛾背紫光厚者，以盐泥固济，煅赤出火毒）一两　生甘草末一钱五分　轻粉五分

为末。每四钱用瓜蒌一个，酒二盏，煎一盏调服。五更转下恶物为度，未下再服，甚者不过二服。

又方：车螯四个（黄泥固济，煅赤出毒，研末）　灯心三十茎　瓜蒌一个（取仁炒香）　甘草节（炒）二钱

通作一服。将三味入酒二碗，煎半碗，取滓入蜂蜜一匙，调车螯末二钱，腻粉少许，空心温服，下恶涎毒为度。

定乾按：车螯串是铃医治疗各种痈疽发背霸气十足的神方。车螯（帘蛤科文蛤属）为海产软体动物的贝壳。先用牛皮纸包住后，外面再用水调盐泥厚涂密封，放炉中煅至赤色时，即可取出，放地上一宿出火毒，研细末备用。上方用轻粉，下方用腻粉（铅粉），二药都是攻毒逐水的霸气之药，配上甘草能制其毒，用无灰酒煎药能增强活血解毒的功效。凡一切疮疡之症，不管病情轻重都可服用。本串是以毒制毒，服后以泻下毒物为度，不可多服或过服，以免中毒。切记。

八宝串（消臌至神汤）

臌胀经年而不死，必非水臌，乃气臌、血臌、食臌、虫臌也，但得小便利，而胃口开者，俱可治。

茯苓五两　人参一两　雷丸三钱　甘草二钱　萝卜子一两　白术五钱　大黄一两　附子一钱

水十碗，煎成二碗。早晨服一碗，必腹内雷鸣，少顷下恶物满桶，急倾去，另换一桶；再以第二碗服之，必又大泻，至黄昏而止。以淡米汤饮之，不再泻矣。然病患惫乏已甚，急服后方，以调理之。

人参一钱　茯苓五钱　薏苡仁一两　山药四钱　陈皮五分　白芥子一钱

水煎服，一剂即愈。忌食盐一月，犯则无生机矣。先须再三叮嘱，然后用药治之。

庚生按：此方出《石室秘录》，又见于《观聚方要补》，予尝试之，极有效。《观聚方》茯苓用五两，宜从之，此物淡而无味也。《观聚方》陈皮用五分，宜从之，否则太嫌破气矣。

定乾按：凡气臌、血臌、食臌、虫臌，多因嗜酒过度，恣食肥厚，血吸虫毒，忧思郁怒，致气滞血瘀，湿浊内聚。治宜益气导滞，杀虫破瘀。故以四君子汤加入附子益气助阳；萝卜子除胀消导；大黄泻下攻积，逐瘀通经；雷丸杀虫消积。诸药共煎，病人服下即能泻下恶物。本串有起死回生之功，共八味药，故名"八宝串"。余用此串治疗多例血臌和气臌，疗效确实非凡。神方也。

泻腋气

精猪肉二大片（甘遂末二两拌之）。夹腋下至天明，以生甘草一两煎汤饮之，良久泻出秽物，须埋于荒野处，恐秽气传染。于是三五次即愈，虚弱者间日为之。

定乾按：腋气即腋窝臭汗症，俗称狐臭，多因湿热郁结于腠理汗孔所致，或因遗传所获。狐臭在天热多汗时较为明显，可在浅色衣物上留下淡黄色痕迹，往往给人带来很多的不便。狐臭的刺鼻气味常使人感到特别的厌烦，闻到这种气味的人大多掩鼻远离。

精猪肉为血肉之情之品，可助甘遂透入体内，直达臭囊。以生甘草煎汤服下，是因甘草反甘遂，故能逼迫泻下臭秽恶物。此方安全可靠又不伤正气，真良方也。余多次应用此方，每收奇效。

腹胁痞块

雄黄一两　白矾一两

为末，面糊调膏摊贴。未效再贴，数月必愈。

定乾按：腹胁痞块多是因气、血、痰、湿、食等壅滞而形成的腹内有形积滞痞块，治以消痞化积，软坚散结，消肿溃坚。

雄黄味辛，性温，辛能散结滞，温能通行气血，辛温相合则能行气散结消痞；白矾外用能解毒杀虫，燥湿消痰。二药共研细末，用面调均匀贴患处，直贴至痞消结散为止。此膏是铃医治痞块的通治方，药少价廉，方法简便，真良药也。

发背初起

疑似者，以秦艽、牛乳煎服，得快利三五行即愈。

定乾按：发背者多因脏腑气血不调，或火毒内攻，或阴虚火盛凝滞，使气血蕴滞于背而发。秦艽、牛乳二药合用能养血祛风，解毒通络。余常用此方治疗发背或无名肿毒初起者，病人服之即效。

逐黄散

治小儿黄疸，眼黄脾热。

瓜蒌焙干，每服一钱。水半升，煎七分，卧时服，五更泻下黄物，立愈。

定乾按：小儿黄疸多因湿热郁于肌肤，气不得运，血不得行，胆汁外溢，以致皮肤巩膜发黄。

瓜蒌能利湿退黄，润肠通便。余用三钱全瓜蒌水煎浓缩后给病人服下，若病人从大便排出黄黏之物，则黄疸即能慢慢而愈。此散方简药贱，真良方也。

绞肠痧

马粪一两（炒黑），入黄土一撮（微炒），黄酒乘热服五钱，即痛去如失，非吐即泻，气一通而痛辄定矣。

按：此方兼治霍乱，奏效甚神，滚水亦可调服，不必定用黄酒也。

定乾按：绞肠痧病因为卒中天地邪恶秽污之气，突发时腹中有阵发性的剧烈绞痛，辗转不安，喊叫不止，大汗淋漓，口唇青紫，四肢拘挛，甚至危及生命。

马粪破气攻积；黄土和中解毒，祛湿解暑；黄酒活血通络。病人乘热服下后即或吐或泻，污秽之物亦随之而出，气通则痛止，立愈。

单方总治门

单方总治门共三个方，此三方都是铃医之"拦江网"通治方。拦江网是铃医切口，取自"横江置网，一网打尽"之意。如暖益腰膝之丸方，凡肾阳虚怕冷者，不管年龄大小、虚实都可服用。都梁丸、白虎丹请见下文。

暖益腰膝

硫黄半斤，桑柴灰五斗，淋取汁，煮三周时，以铁匙抄于火上，试之，伏火即止，候干，以大火煅之。如未伏，更煮，以伏为度。煅好，研末穿地坑一尺二寸，投水于中，待水清，取和硫黄末，锅内煎如膏，铁匙抄出。细研饭丸，如麻子大，每空心盐汤服十丸，极有效验。

定乾按：本丸是铃医专治肾阳虚弱引起的腰酸膝软、神疲乏力、畏寒怕冷、小便频数等症的总治神方。方中硫黄味酸，性温，有补火助阳、纳气通便之功效。《本草纲目》言："硫黄秉纯阳之精，赋大热之性，能补命门真火不足，且其性虽热而疏利大肠，又与燥涩者不同，盖亦救危妙药也。"桑柴灰汁味辛，性寒，浓缩后有极强的腐蚀性，用来熬制硫黄时，溶解后能把杂质去掉，又能把毒性分解出来消除。

桑柴灰与热水搅拌均匀澄清后取汁，加入硫黄细末，用慢火煎煮三周时（三个时辰）后，用铁勺子盛汁猛泼在火上，炉中火焰即能暗淡伏下去（即伏火），如未伏火再煮（浓缩），直到伏火为止。离火冷却后取出硫黄再煅一下，研细末包好投入事先挖好灌注水的土坑之中，待坑中的水澄清后，即出尽火毒。取出硫黄末，再放锅内煎至滴水成珠后，离火放地上一宿再出火毒。研细末以饭和丸，阴干装瓷器贮存备用。

凡一切阳痿足冷、腰膝冷痛、虚喘冷哮、虚寒便秘、冷风顽痹、虫痒等皆可用之。

都梁丸

治头风，眩晕，女人胎前、产后伤风头痛，皆效。

香白芷一味，洗晒为末，蜜丸，如弹子大，每嚼一丸，以清茶或荆芥汤化下。

定乾按：都梁丸为宋代名医杨介所创。传说有一个叫王定国的人，犯了头风痛，久治无效，至都梁（今盱眙古称）访求杨介治疗，杨以三丸令病人服之，病痛立消。王感神奇，恳求其方，杨告诉他上方，因在都梁得丸，故取名"都梁丸"。

都梁丸余至今一直在用。方中仅白芷一味，方简、药纯、力猛，是铃医治疗上症的通治药。白芷味辛，性温，可解表散寒，祛风止痛，通鼻窍，燥湿止带，消肿排脓。研细末用蜂蜜调和为丸，阴干装瓷瓶贮存备用。此丸是铃医"拦江网"之一，药贱效验。凡一切风寒阻滞经络引起的头痛，用热水送下本方即效。

白虎丹

专治痧症。初觉头疼，恶心，遍身腰腹作痛，不思饮食，即进一服。当时青筋血散，若过三五日青筋已老，多服方效。

南方痧气，北方青筋，此药兼能顺气下血，化痰消滞。又治心腹痛，崩漏带下，久患赤白痢疾，打仆内伤，血不能散，或因气恼致病，服之神效。

千年石灰洗净，刮去垢，为末，水飞过，晒干，丸如梧子大。每服五十丸，以病之轻重加减，烧酒送下。

按：此方见《万病回春》，屡用获效。但石灰慎勿用新者。

定乾按：痧症又称痧气、痧胀，是因感受时令不正之气，或秽浊邪毒及饮食不洁所引起的一种季节性病证。临床可见突然头晕，头痛，脘腹胀闷绞痛，欲吐不吐，欲泻不泻，四肢挛急，昏厥，唇甲青紫，甚至危及生命。

千年石灰即古庙、古塔或古宅墙上的陈石灰，将之刮取下来，去掉污垢洗净晒干，研细末水飞和成丸，装瓷瓶贮存备用。此丹阴干后色白，服后效果显著而药力凶猛如虎，故名"白虎丹"。凡痧症青筋，空腹用烧酒送下立效。崩漏带下、赤白痢疾，空腹用米汤送下即效。此丹是铃医"拦江网"之一。

单方内治门

单方内治门主要是采用药少、药简、药验的方法治疗各种常见病、多发病及用于急救,实用有效是其特点。并附有验方。

金粟丸

治久嗽暴嗽。

雄黄一两研末,用泥固济,令干,水调赤石脂,封口,更以泥封,待干架在地上,用炭火十斤簇煅。候火消三分之一,去火待冷,取出如镜面光明红色,在瓷钵内细研,蒸饼丸如米大。每服三丸或五丸,以甘草汤吞服,服后稍睡,良久即愈。

庚生按:此方似太猛峻,用时须审病人虚实为妥,予尝以一方治久嗽颇效,方附后:香橼一枚去核切片,以清酒同捣烂,入砂罐,文火徐徐煮之,自黄昏至五更为度。用蜜拌匀,唤醒病人,嘱其用匙挑服,服毕再睡片时,一次即愈。

又方:向南柔桑枝一束,折寸断,纳砂罐中,入水五碗,煎至一碗,饮之亦效。

定乾按:久嗽暴嗽多因风邪犯肺,肺为邪侵,肺络壅阻,气机不宣,清肃失司,肺气上逆而致。因久治不愈,最终可导致肺、肝、脾三脏的功能失调而引起咳嗽频作,咽痒声重,痰白清稀,严重者可见痰中带血。

金粟丸是铃医霸气的止嗽特效药。余听师父说有一位师祖,专用此丸治疗肺癌,名震江湖。雄黄要选用最好的"腰黄"。腰黄经高温煅炼后,即能煅出砒霜,因此,本药丸含大量砒霜成分。砒霜能治寒痰哮喘,久嗽暴嗽,其祛痰止哮之功最为神奇。研细末用面、腰黄以2:1的比例调均匀蒸熟，再搓成粟米大小的丸，以甘草煎汤送下，即效。此丸切勿过量服用，点到为止，以免中毒。此丸色黄如粟米大，故名"金粟丸"。

仙传膏

专治血症。

剪草一斤，洗净晒干为末，入生蜜二斤，和为膏，以器盛之，不得犯铁器。

每日蒸晒一次，九蒸九晒乃止。病人于五更时面东坐，不得语言，以匙抄药四匙食之，良久以稀粟米饮压之。药宜冷服，米饮亦勿大热，服后或吐或呕，均不妨。久病损肺咯血，一服即愈。寻常嗽血妄行，每服一匙可也，此药绝妙。

庚生按：此许学士方也，专治劳瘵吐血肺损及血妄行等症。许公盛推其妙，称为神授云。剪草疑即茜草，本草虽载其名，只云生山泽间，苦凉无毒，未明形状。《本事方》谓剪草如茜草，婺州台州皆有之，人鲜知者，细绎方意，盖即蘦茹也。沈金鳌云：剪草止血，茜草行血。近时药肆亦不知此品。

定乾按：此剪草即茜草（茜草科茜草属），其音相近。铃医先辈所用茜草，都是亲自去采的。现在药店里的茜草多假，药不真则无效。茜草性寒入血分，功能凉血止血，活血祛瘀，有止血不留瘀之美名。凡肺痨咯血、吐血、衄血，或经闭瘀阻、崩漏下血、外伤出血、跌仆肿痛等症，服之即效，神方。

茜草要用根，将茜草根研成细末，用生蜂蜜（蜂房上刚割下来的蜜）调成膏，用瓷器盛装，每日放锅中隔水蒸一次，须九蒸九晒后才可以服用。按上法服用疗效显著。真良方也。

青藤膏

治一切风疾。

青藤（出安徽太平荻港者上，二三月采之）不拘多少入釜内，微火熬七日后成膏，藏瓮器中。用时先备梳三五把，量人虚实以酒服一茶匙后，将病人身上拍一下，即遍身发痒不可当，急以梳梳之，痒止，即饮冷水一口便解，风病皆愈，须避风数日。

庚生按：青藤本名青风藤，生台州山中。其苗蔓生木上，四时常青，主治风疾，兼治风湿流注，历节鹤膝，麻痹瘙痒，损伤疮肿等症。此方见《集简方》。

定乾按：此青藤为防己科青风藤植物，别名寻风藤、清风藤，味苦、辛，性平，具有祛风除湿、通经活络、利尿消肿的功效，是治风邪最好的药。另有多种青藤也是祛风邪的好药，如鼠李科的勾儿茶，青风藤属青风藤等，但没有防己科青风藤好。庚生所说的青藤，乃是扶芳藤，也可以治风，但不可以当此青藤用。

余师门用青藤的根熬汁后，去渣，再用微火熬至浓汁后加蜂蜜，直熬至滴水成珠，离火放地上一宿出火毒，装瓷瓶贮存备用。因此膏散风之力极强，用无灰酒送下后即能增强药力，此时只要在病人身上轻拍一下，即周身出现风团，奇痒难当，针对此，速用木梳梳痒之处，再喝一口冷水即解。服药后须忌风吹、发物等数日。凡一切风湿痹痛、心胃气痛、水肿脚气、痈肿恶疮、麻痹瘙痒等症，服之即效。

鸡子饮

治狂走伤寒。

出过小鸡蛋壳，泡汤服，即睡。

定乾按：《圣济总录·卷第二十八·伤寒门伤寒发狂》言："伤寒热毒既盛，内外皆热，则阳气愤㤭而发为狂越，其病使人狂走妄言。"鸡蛋孵化出小鸡后的蛋壳，味淡，性平，有镇心安神、养阴清肺的功能，煎汤令病人服后能使其入睡，醒后即愈。方简效神。

白虎历节风

感风湿而成。遍身掣肘疼痛，足不能履地，百药不效，身体羸瘦。

木通二两（切细），取长流水煎汁服之，后一时许，周身发痒，或发红点，勿惧，上下出汗即愈。

定乾按：白虎历节风即痹病，此病发时来势凶猛，数日即关节、肌肉肿大，不能屈伸，不能行立，如有虎狼在咬，其疼痛不可言语。

余多用三叶和五叶木通（木通科木通属）治之。木通具有清热利尿、活血通脉、祛风除湿、通痹止痛的功效。病人用大剂量木通煎浓汁加点无灰酒冲服后，须躺下用厚被盖住睡觉，待出大汗后即愈。

干血劳

过三年者不治。

白鸽一只去肠净，入血竭一两，二年者二两，三年者三两，以针线缝住，用无灰酒煮数沸，令病人食之，瘀血即行。如心中恍乱者，食白煮肉一块即止。

定乾按：干血劳是虚劳证候之一，多见于妇女。主要症状有面目暗黑，肌肉枯干而粗糙，肌肉消瘦，骨蒸潮热，盗汗，口干颧红，易惊，头晕痛，月经涩少，甚至闭经。本病多是血枯血热，积久不愈，肝肾亏损，新血难生所致。

白鸽是鸽子的一种，其肉鲜美，营养丰富，具有补肝滋肾、祛风解毒、益气补血、生津止渴等功效。鸽子颜色繁多，唯有白色者能入药。余常用此方治疗妇女气虚、肾虚、血虚、瘀血等引起的月经先后无定期、闭经或崩漏等症。血竭（此药必须要真品）用无灰酒当水清炖，能增强活血通脉、祛瘀生新的功效。故有一剂轻、二剂愈的神效。

治大风

此恶疾势不可救者，用此药治之。

皂角刺二斤（洗净）研为粗末，蒸一二次晒干，再研细浓煎，加大黄一钱，调白滚汤服，须发再生。

定乾按：大风即麻风，俗名"大麻风"，因感触暴厉风毒，邪滞肌肤，久而发作。初起先觉患部麻木不仁，次发红斑，继则肿溃无脓，久则漫延全身肌肤而出现眉落、目损、鼻崩、唇反、足底穿等严重证候。

皂角刺有拔毒祛风之力，凡痈疽未成者，能引之以消散；将破者，能引之以出头；已溃者，能引之以行脓，于疡毒药中为第一要剂。皂角刺又能泄血中风热风毒，故厉风药中亦推此药为开导前锋也。配上大黄能疗恶疾，起沉疴，使眉重长，发再生。真奇方也。余将皂角刺、大黄二药打成细粉，治疗一切实证的疮疡肿毒，无不应手而除。

疟疾

不拘远近。

鲫鱼草带根七个，好酒煮透，露一宿，次晨复热透，向东服，两剂即愈。

又方：薏苡仁一两，好酒半壶，同煮露一宿，次晨热透，去薏苡仁饮酒神效。

定乾按：方一中鲫鱼草又名咸虾花（菊科斑鸠菊属），主治风热感冒、疟疾、热泻、肝阳头痛等。方二中薏苡仁有健脾、益胃、补肺、清热、祛风、祛湿的功效。二药都用无灰酒煎，能增强解毒化湿、通脉透邪之功效。故热饮出汗后即愈。

卒心痛（附阴毒腹痛方）

牙关紧闭欲死者。

葱白五茎去皮须捣汁，以匙送入咽中，再灌麻油四两，但得下咽即苏。少顷虫积皆化为黄水下，永不再发。

庚生附厥逆腹痛方（此症阴毒伤寒及时症常有之）。

鸡子七枚连壳煮熟，去壳对切开，覆脐眼上，稍冷即换，七枚遍覆，阴气尽收入鸡子内，即愈。

定乾按：此卒心痛是胆道蛔虫症，发病骤然，可有剧烈阵发性绞痛，牙关紧闭欲死，必须急救，迟则危及生命。

葱白辛温，具有发表、通阳、解毒、杀虫的功效。本品捣汁令病人服下后，再灌下大量麻油，能使蛔虫化为黄水泻下。余用此法救人无数。本法主要用于治疗便秘或肠梗阻引起的腹部疼痛难忍，病人服下后很快就能通大便。真良方也。

心疼

香樟树皮刮去面上黑黄，用第二层皮捣碎煎汤，服即止，亦不再发。

庚生按：心痛之症，世不多见，实乃胃气痛耳。莫氏一方治胃气痛颇验：方用艾叶十片，揉碎在铜器内，微火炒黄，将盐卤二钱拌入炒干，取出研细末，用烧酒一杯送服，俟腹内作响，或降气或吐清水即愈。戒食茶水油腻数日，逢初二、十六再进一服，淡盐汤下，永不发矣。此方平淡而有效，惟须临时修合，并不得令妇女鸡犬见之。

定乾按：此心疼系胃脘疼痛，因上腹胃脘部近心窝之处，故古代医者多将胃脘痛当心疼治疗。香樟（樟科樟属）第二层皮具有理气化湿、除秽通滞、祛风止痛、活血化瘀的功效。此法方简药贱效验又无毒，是铃医治疗气滞引起的胃脘疼痛的通治方。余用第二层皮磨成细末温开水送下，治疗胃脘胀痛。呕吐反酸，用牡蛎、海螵蛸汤送下。冷痛，用生姜汤送下。血瘀，用无灰酒送下。真神方也。

另有验方：南五味子根皮研末，依上法应用治疗胃脘疼痛，病人服下即效。

腰脚疼痛

扫帚子三钱炒黄研末，用黄酒冲服，即止。

定乾按：扫帚子即地肤子（藜科地肤属）。余治疗湿热引起的腰脚疼痛，将扫帚子二两用水煎服；瘀血引起的腰脚疼痛，用黄酒煎服。方真简效真验。

另有验方：朱砂根一两，水酒各半煎服，立效。

筋骨疼痛

如夹板状不可忍者。

骡子修下蹄爪甲，烧灰存性，研末，或黄酒或滚汤调服，立愈。

定乾按：骡蹄甲味辛、苦，性温，有搜风入骨、通络止痛之功。骡蹄甲不可用生甲，须要用清水砂于锅中炒胖，或直接放炭火上烤发疱，研成细末备用。凡筋骨疼痛、风寒湿痹、跌打损伤、痈疽肿毒等，用温黄酒空腹送下即效。

水肿

田螺不拘多少，漂净加香油一盏于水内，其涎自然吐出。取涎晒干为末，每服不过三分，酒调下。水自小便下，气自大便出，肿即消散。再服养脾胃之药即愈。

庚生按：水肿用前方治之，内有积热者为最宜。忆香祖笔记中，载一方颇简便，予曾试用有效。方用老丝瓜络三条（去子剪碎），巴豆四十九粒（去壳），将巴豆和丝瓜络同炒，俟巴豆深黄色，去巴豆入黄米三合，同丝瓜络同炒至米黄为度。取米研粉为丸，如梧子大，每服三十粒，用薏仁汤下，神效。

定乾按：此方必须要用生长在水田之中野生的田螺，其他的效果不好。余用上法取涎，再直接用无灰酒送下，治疗湿热浸淫和湿热壅盛证的水肿，立效。庚生之方对于脾阳虚衰、肾阳衰微或痰水互结引起的水肿有特效。

另附有师传救命验方：生麻黄二至五两，水煎后热服，令病人盖上厚被出大汗，一剂即退。此方用于风水相搏、水湿浸渍的严重性水肿。肿退后须用养胃健脾之药调服。此方非救急者，切不可用之。

哮喘

鸽粪，用瓦烧红，将鸽粪放上，自然成灰，研细末，好酒下，立止。

又方：僵蚕七条，焙黄为末，米汤或茶酒下。

庚生按：治哮喘用圆明散得效甚捷，方用：瓜蒌二枚，每个上开一孔，入明矾如蚕豆大五粒，盖好，在瓦上煅存性，研末，以熟萝卜同食之，药尽病除。

又孟河马氏治吼喘秘方亦奇验，方用：白果十一枚（炒香），黄芩五分，杏仁一钱，麻黄一钱五分，苏子一钱，法半夏、款冬花、桑白皮各一钱，甘草五分。煎服。

定乾按：余治哮喘单方甚多，每收奇功。

附验方一：北五味子一斤，水煎取汁，入放养土鸡新生下的蛋二十只，每天一只生服，待蛋吃完后自愈。

附验方二：一口盅，又名金钟菩提（桃金娘科桉属），二十粒，水煎服，亦效。

附验方三：白果十粒一次放火中煨熟，每天两次空腹吃下即效。鼠曲草（清明菜）水煎后当茶喝，效亦佳。

以上诸方可以放心应用。

痰饮吐水

赤石脂一斤，捣筛，日服方寸匕，酒饮加至三匕，服尽一斤，终身不吐，又不下痢，能补五脏，令人肥健。有人患痰饮，服诸药不效，服此遂愈。

定乾按：痰饮吐水多因三焦失通、肺失通调、脾失运输、肾失蒸化，阳虚水液不运，水饮停积为患。若心下满闷，呕吐清水痰涎，胃肠沥沥有声，形体昔肥今瘦，属饮停胃肠。赤石脂有重坠镇逆、涩肠止痢的功效，捣碎研成细末，装瓷瓶贮存备用。余用此方治疗胃癌、肠癌引起的呕吐或久痢不止等症，每次收功非浅。

酒积

年久者饮酒即痛及吐。

桃奴不拘多少，为末，酒服三钱，其效如神。

定乾按：此酒积系癥瘕（酒精性肝病，肝硬化）。长期大量饮酒，致脏腑失调，气血阻滞，瘀血内结，则出现全身不适、倦怠、易疲劳、恶心呕吐、食欲不振、腹胀、疼痛等症。桃奴即碧桃干，有止痛敛汗、活血化瘀的功效，研细末用无灰酒冲服，疗效如神。

另有验方：野葛根一两水煎，代茶喝，久服也能除根。

酒积酒毒

天南星一斤，土坑烧赤，沃酒一斗入坑，放南星，盆覆泥固济，一夜取出，酒和水洗净，切片焙干为末，入朱砂一两，姜汁面糊丸如梧子大，每服五十丸，姜汤下。

定乾按：此酒精中毒引起的酒精性肝病或肝硬化。病因为长期饮酒造成肝气郁结，血瘀痰阻，致使酒毒内结。

此丸余师门制法更简单。鲜天南星放锅中倒入无灰酒，锅盖与锅之间用湿毛巾嵌住不使漏气，用木柴烧火，待微熟时不加柴，以余火焖在灶里一宿，次日取出切片，烘干研成细末。朱砂按鲤鲮丸方制。生姜汁能制天南星之毒，调和为丸，阴干装瓷瓶贮存备用。此丸除治疗上症外，还可用于一切癥瘕积块，用无灰酒或温开水送下，神效。

积块黄肿

年久砂锅研末，水飞过作丸，每酒服五钱。

定乾按：积块黄肿，多因过食生冷，外寒直中，过用苦寒，久之损伤脾阳，或因肾阳不足，命门火衰，火不生土所致。临床表现为面色萎黄，食少腹胀，畏寒怕冷，四肢不温，水肿臌胀或肢体浮肿等。

年久砂锅沉积着鱼虫草木、飞禽走兽及五谷杂粮之精华，有健脾理气、化积消痞的功效，用无灰酒送服能增强温阳活血之力，故服下即效。

风眼赤烂

明净皮硝一盏，水三碗，煎融露一宿，滤净澄清，朝夕洗目，三日红即消散，虽年久亦愈。

定乾按：风眼赤烂俗称烂眼边或烂弦风，多由脾胃蕴热，复受风邪，风热合邪结于睑弦，耗伤津液而化燥引起，临床可见睑弦部潮红溃烂，痒痛时作，严重者甚至可能睫毛脱落，睑弦变形。

皮硝即芒硝，有解毒清火之功效。余常用此法治一切红眼和烂眼，每次收功非浅，或用另一验方交叉洗眼。

另方：黄连三钱浓煎去渣，凉后加冰片搅化后洗眼，神效。

洗眼中星

白蒺藜三钱，水煎洗之，三日即无星。

附方：目中起星，以人乳磨山慈菇汁滴目中，日三四次即退。

定乾按：眼中星是黑睛上出现细小星点，渐成翳障的眼疾，多由肝经感受外邪热毒引起，临床可见目赤肿痛、干涩燥痒疼痛、羞明流泪等症状。

白蒺藜是眼科要药，能祛风明目，止痒除湿，内服外洗皆可用之。洗眼中星除用此方外，余还有很多方在用。

附验方一：冬桑叶水煎药外洗。

附验方二：野菊花水煎外洗。

附验方三：千里光水煎，洗了千里有光。

风眼赤烂中的方都可以用来洗眼中星。附方中人乳磨山慈菇汁滴目法，若没有山慈菇只用人乳一样有效。

红眼

荸荠汁涂上即愈。

定乾按：红眼即红眼病，多因感受风邪热毒，或飞虫灰尘等引起，可见眼痒流泪、赤肿作痛、灼热羞明、头痛眼痛等症状。

荸荠（莎草科荸荠属）捣烂后取汁，滴入眼中即能使毒解火退而愈。荸荠有清热解毒、消肿散结的功效，也可以捣烂外敷一切红肿的无名肿毒或蛇虫所伤，神效。

痘入目中

猪血点之即不生翳。或以鳝鱼尾血点之即移开。

定乾按：痘入目中即小儿痘毒入目，轻则云翳遮蔽瞳仁，重则乌珠突出下陷等，极难治疗。

猪血能生新血，除瘴气，又可解湿、热、火、疫、蛊外邪之毒。鳝鱼尾血有祛风通络、解毒明目的功能。二药解毒除瘴之力较强，故点在眼上即能移除目翳。余用二方点眼障，确有疗效。

睡起目赤

生地黄汁浸粳米半升晒干，三浸三晒，以米煮粥食一盏，数日即愈，以其能清血热也。

定乾按：此睡起目赤是由肝火上炎或阴虚火旺所致。方中用生地煎浓汁三制粳米后，能增强清热凉血、养阴生津之功。故煮粥服用后，即能火退血清而愈。

目生翳膜

细料白瓷盅一个，大火煅过，研极细末，筛过，加雄黄二分，为末，早晚各点少许，不可多用，以角簪拨出翳膜为妙。若红肿，用人指甲末点四角即愈。

庚生按：祛翳用白瓷盅须择旧碎瓷，如哥窑、白定粉、澄明建等瓷用之方可，且须细研细筛，用水飞过，研至无声为妙，一或不慎，无益有损，新者万不可用。

附祛赤翳方：田螺一枚，去靥，以川连细末掺入，露一宿，早晨取化出之水点之，即退。

定乾按：目生翳膜是指眼球上出现细小星点，后渐成翳膜遮蔽眼球，影响视力的一种眼疾。多由肝经失调，或过食辛辣炙煿之品，或感受风邪毒热，冲发于上，蕴结于目不散所致。

此法是铃医点眼神方，药力凶猛，点上必退。白瓷盅可用旧古老的破碎瓷片，从地里挖出来的最好，放在木炭火中煅后，研成细末再水飞。雄黄也要捣碎研细末后水飞。如二药不水飞后点眼，眼睛即红肿如桃，痛如刀割，切记。

另附点眼验方：活大田螺一个，揭开螺靥（音"演"，即田螺的盖）用冰片掺入，次日取水点眼即退。神效。

喉风

木鳖用碗片刮去皮毛，取仁切薄片，浸冷水内三时许，撬开病患口，连水滴下，润至喉间，立时见效。

定乾按：喉风多因风热外邪搏结于外，火毒炽盛于内，火动痰生，痰火邪毒，阻塞气道，致使呼吸困难，语言难出，汤水难下，严重者可发生窒息或死亡。

木鳖子即马钱子，是铃医最霸道的药，有大毒，有"马前吃马后死"之称。余将在《串雅补》里介绍本药怎么炮制和应用。马钱子的皮毛必须要用童便、米泔水或水等泡软后，用刀刮去毛，再往中间插进去一转分成两片，再进行严格炮制后才能使用。本方治疗喉风确实有起死回生的功效，又可用于一切疮疡初起，外涂即消肿止痛，神效。

附验方一：鲜筋骨草（白毛夏枯草）捣汁，滴入喉中即通。

附验方二：重楼（七叶一枝花）水磨汁，滴入喉咙即效。

惊气失音

密陀僧末一匕，茶调服即愈。

定乾按：惊气失音多由暴受惊恐，情志不畅致使气乱所致。治宜镇惊安神，调畅气机。密陀僧治惊气失音颇有记载，先辈李时珍说："惊气入心络，痦不能言语者，用密陀僧末一匕，茶调服。昔有人伐薪，为狼所逐，而得是疾，或授此方而愈。又一军校采藤，逢恶蛇病此，亦用此而愈。此乃惊则气乱，密陀僧之重以去怯而平肝也。"

密陀僧又名炉底、金炉底，是提炼银、铅时沉积于炉底的一种渣，有毒，功能消肿杀虫，收敛防腐，坠痰镇惊。余曾用此方治多例惊气失音病人，确实有效，但不可多服，以免中毒。密陀僧外用治疗肿毒、溃疡、湿疹、狐臭等，亦神效。

咽中结块

不通水米，危困欲死。

百草霜蜜丸，如芡实大，用新汲水化一丸灌下，甚者不过二丸，名百灵丸。

定乾按：此属急喉风，其发病迅速，病情危重，以喉部红肿剧痛，呼吸困难，语言难出，汤水难下为主要症状，为喉部急性病证。

百草霜一定是烧柴禾的土灶上的铁锅底的一层霜，用刀刮下来研细末，用蜂蜜调和成丸，能增强解毒润咽、散结止痛的功效。阴干装瓷瓶贮存备用。此方铃医用来治疗咽喉肿痛结块，效果极佳，用井水或泉水化开灌下即效，故名"百灵丸"。

小儿舌膜

初生小儿有白膜，皮裹舌尖或遍舌根，急以指甲刮破，令出血，以烧矾末如绿豆大敷之。若不刮去白膜必哑。

定乾按：小儿舌膜多因胎中感受热毒，蕴于脾胃，熏蒸于舌，故使口舌肿胀，啼哭，不吃奶等。用手轻揉一下舌膜即破，涂一点枯矾即愈。此法也可用于小儿眼膜，涂后立刻用清水洗了即愈，神效。

鼻血不止

蒜一枚去皮捣如泥，作饼子如钱大。左鼻出血贴右足心，右鼻出血贴左足心，两鼻俱出俱贴之，立瘥。

定乾按：余每年用此法治疗几十例鼻血不止病人，都有效。本法亦可治疗无名肿毒初起，敷患处即散。大蒜是每家每户必备药、食两用之物，不可小看，实是良药。

另有验方：取陈葫芦壳一块放炭火中烧存性，即烧至外部焦黑，里面焦黄为度，使药物表面部分炭化，里层部分还保留原有的气味，这样能增强止血的效果。研细末，用温开水送下即愈。药真贱，效真验。

鼻中肉坠

藕节有须处，烧灰存性为末，吹患处。此方见《养生经验合集》。

定乾按：鼻中肉坠（鼻痔、鼻息肉）多因平素嗜食辛辣炙煿厚味，蕴生湿热，上蒸于肺，结滞鼻窍；或风热邪毒侵袭肺经，肺气不得宣畅，积聚鼻窍。

藕节有消瘀血、解热毒、收敛止血之功效，研细末，用吸管装一点吹患处，自能使鼻中肉坠慢慢消除。此方内服还可以治疗一切外伤及内伤出血。真良方。

喷嚏丸

治中风不语、尸厥等症，中恶中鬼亦妙。

生半夏三钱为末，水丸如黄豆大，塞鼻孔中必喷嚏，如不止，以凉水饮之，立止。

庚生按：此方兼治五绝、中痰等症。半夏以研细末吹入鼻中为宜，盖为丸塞鼻，每致闭气，反为害矣；或临用时以水为丸，庶无干硬闭窍之弊。

定乾按：余师门都用生半夏研细末，吹入病人鼻中取嚏使其即醒。生半夏辛散温燥，味呛辛辣，能刺激鼻腔使之产生喷嚏，促使病人苏醒，真妙方也。

另有验方：取皂角捣碎研细末吹鼻，病人即喷嚏不停，立醒。

灌鼻出涎

治远近风痫，心恙风狂，中风涎潮，牙关不开，破伤风搐者。用肥皂角一斤，去皮弦子，切碎，以酸浆水浸，春秋三四日，夏一二日，冬七日，揉捞去滓，将汁入银器或砂锅慢火熬透，以槐柳枝搅成膏，取出摊厚纸阴干收贮。用时取手掌大一片，温水化在碗内，灌入病人鼻孔内，良久涎出为验。如欲涎止，服温盐汤一二口即止。忌食鸡鱼生冷湿面等物。

定乾按：肥皂角即猪牙皂，有通窍、涤痰、搜风、杀虫的功效。捣成粗末，用酸浆水（做豆腐留下的水，次日即成酸浆水）浸泡，不时搅动，待水黏稠时去渣，放砂锅中熬至滴水成珠即成膏，离火放地上出火毒后备用。本方为铃医灌鼻出涎法，凡由风痰引起的以上症状，皆可治之。将此膏放热水中稀释后灌鼻，病人立即能醒，但醒后必须要服下炒盐汤解药止涎，以免出涎太过反伤身体，切记。

耳鸣

生地黄切断，纸包火煨，塞耳数次，即愈。

定乾按：耳鸣是指病人自觉耳内鸣响，如闻蝉声，或如潮声。分虚实两种：虚者多由肾阴亏损，虚火上炎引起，伴有腰酸、头晕目眩等症；实者常因暴怒伤肝，致使肝胆之火上逆，多见耳中暴鸣，如钟鼓之声。

生地黄有补五脏安六腑、通血脉、益气力、利耳目的功效。将鲜地黄切成条，用湿纸包住，外面再用烂泥厚涂，放炭火中煨熟后塞在耳中，即效。凡一切耳鸣，不管虚实皆可用之。

耳内肿痛

瓦松捣汁，灌之。

定乾按：瓦松为景天科瓦松属植物，分布甚广，到处都能采集，故被铃医称为解毒仙草。瓦松味酸、苦，性凉，有凉血止血、解毒敛疮之功效。此药是多肉植物，捣碎多汁，外用或内服都可直接取汁应用。凡痔疮便血、吐血鼻衄、热淋血淋、疔疮痈毒、汤火灼伤、湿热黄疸或蛇虫咬伤等，皆可用之。内服取汁半碗，外敷按患处部位大小而定。真神效。

风热牙痛（紫金散）

治一切牙痛，去口气，大效。

大黄烧存性为末，早晨揩牙漱口。

定乾按：牙痛是以牙齿及牙龈红肿疼痛等为主要表现的病证。多因过食膏粱厚味，致胃腑积热，胃火上冲；或风火邪毒侵犯，伤及牙齿；或肾阴亏损，虚火上炎，灼烁牙龈等引起。

紫金散是铃医治疗牙痛的通治方。大黄烧存性后能增强止血敛疮的功效，研细末为紫黄色，故称"紫金散"。凡牙痛、口疮、口臭等，用药末刷牙或漱口神效。内服可用于积滞便秘、热毒疮疡、目赤咽痛等症。真圣药也。

痧胀腹痛

凡夏月多患此症，面色紫赤，腹痛难忍，如饮热汤便不可救，即温汤亦忌服。如遇此症，速以生黄豆咀嚼咽下，立刻止痛。平常食生豆最引恶心，止有痧胀人食之，反觉甘甜，不知生腥气。此方既可疗病，且可辨症，真奇方也。

定乾按：此痧胀腹痛即绞肠痧，多因夏季酷暑，病人脾胃气虚，卒中天地邪恶秽污之气所致。中者则头晕眼花，胃肠胀满，腹中有阵发性的剧烈绞痛或锥刺痛，发作时病人辗转不安，喊叫不止，大汗淋漓，口唇青紫，四肢拘挛，如不及时施救，遂致痧毒攻坏肠胃而死亡。

生黄豆有宽中下气、利大肠、消水胀、解毒的功效，故生食后即能止痛。

另附急救验方一：速用针刺指尖（十宣穴），血出即效，真神奇也。

附验方二：用青木香切细末用凉水送下立效。

附验方三：用鲜车前草一棵洗净，去掉上面的叶，嚼细用凉水送下神效。

暑天怕风

鹅不食草阴干，用好烧酒浸一宿，干后再浸，如此七次。若右边痛，将草塞右鼻，左痛塞左鼻。约一时许鼻流冷水即愈。

定乾按：鹅不食草为菊科石胡荽属植物，味辛，性温，有散风寒、通鼻窍、止咳等功效。余多用鲜品，没有时用干品。此药气味浓烈刺鼻，用手揉成球塞鼻中即可。凡中暑、怕风、伤寒、鼻塞及周身疼痛者，塞鼻即效。

痞块

八月白露后，收糯稻上露，晚间服二次，即消。

定乾按：此痞块即气块也，是指胸腹间气机阻塞，胀满不舒，手摸觉有块的感觉。赵学敏前辈在《本草纲目拾遗·卷一·水部》糯稻露中指出："诸草木皆需天露始润，惟稻至酉时，其根上津润之气渐升，入夜乃达叶尖，至晓复自上而降于根。故无露之夜，稻叶独润"。余叫痞块病人随意取露服用，疗效确实非凡。此法简便，又不花费，真良方也。

治痞积

陈核桃烧灰存性。如患痞者，小儿每岁服一厘，十岁以上只可服一分，不得多服，大人亦只服一分。滚汤调服。须称准分两，不可多少。服至二三日，便泻黑粪，十日以后必出鼻血一次，患者勿惧，此是药验也。必待黑粪变为黄粪，痞渐消散，然后停药。此方百发百中。

庚生按：痞积症小儿为多。此方初起为宜，如日久者，不若华阴李孝廉方为妥善。予尝试验，屡有奇效。

方用大枣百枚去核，以生军切如枣核大，塞于枣内，用面裹好煨熟，捣为丸如蚕豆大，每服七丸，日再服，神效。

定乾按：此痞积即积滞，病机为饮食不化，停积胃肠，脾运失常，气滞不行，则久而成积，积而成痞。

用带壳完整的陈核桃放炭火上烧存性，研细末，须按以上方法和分量（一分＝0.3克，一厘＝0.03克）用开水调匀内服，待服至十天后自能慢慢而愈。庚生所说的方确有神效。以上二方可随意选方，服用后此症必能应手而除。

余用活蟑螂放火上烤熟给病人吃下，疗效更为神奇。

盗汗

五倍子去蛀末，炙干研末。男用女唾，女用男唾，调糊填脐中，外用旧膏药贴之，勿令泄气，两次即愈。

庚生按：盗汗用此方极灵验，且有益无损，予尝加入龙骨等分，同研如法用之。并可治梦遗滑精等症，神效非常。

定乾按：盗汗指人睡后出汗，醒来后汗自止的一种症状，多属阴虚内热，或因肝火、湿热、邪热等郁蒸所致。

五倍子是铃医不可缺少的集外用、内服为一体的特效药，为铃医治病做出了巨大贡献。凡久泻久痢、自汗盗汗、梦遗滑精，用上法敷脐眼神效。凡一切外伤出血、痈肿疮毒、皮肤湿烂等，用细末直接敷患处立效。凡肺虚久咳、内脏出血、胃肠溃疡及便血痔血等，大人用一钱，小人用三分用米汤送下即能自愈。

消渴饮水

密陀僧二两，研末汤浸，蒸饼丸如梧子大，浓煎蚕茧盐汤，或茹根汤，或酒下一日五丸，日增五丸至三十丸止，不可多服。五六服后，以见水恶心为度。恶心时以干物压之自定，此方甚奇。

定乾按：消渴（糖尿病）多由饮食失节、情志失调、劳欲过度等引起阴津亏耗，燥热偏盛，五脏虚损，而出现以多饮、多食、多尿、形体消瘦为特征的病证。

密陀僧《本草纲目》记载："疗反胃，消渴，疟疾，下痢，止血，杀虫，消积。"研细末，用面调和放笼子里蒸熟，搓成丸，阴干备用。余用蚕茧五钱水煎送下密陀僧丸，疗效如神。也可单用蚕茧一两水煎当茶喝，有明显效果。方中茹根即白茅根，是治疗热病烦渴的良药，水煎送下能增强养阴生津的功效，又能制密陀僧之毒，真良药也。

白浊

羊角火煅，刮灰末三钱，酒下立除。

定乾按：此症多由过度手淫，房事过度，劳伤精气，致肾气虚衰；或因平素酗酒，过食肥甘厚味，使脾胃运化失常，湿浊内生，表现为从尿道口排出白色浊物，可伴有小便涩痛。

山羊角放炭火中煅后，能化瘀止痛，缩尿固精。刮下灰末，用无灰酒送下，能增强祛瘀通滞的功效，故服下立效。

另有验方：刺猬皮用滑石粉炒胖研末，用无灰酒送下即愈，并兼治遗精，真良方也。

止呃逆

刀豆子烧存性，白汤调服，立止。

定乾按：呃逆即打嗝，指气从胃中上逆，喉间频频作声，声音急而短促，由横膈膜痉挛收缩引起。多与饮食有关，特别是饮食过快或过饱。可分为寒呃、热呃、气呃、痰呃、瘀呃、虚呃六种。

刀豆子（豆科刀豆属）是铃医治疗虚寒呃逆和呕吐的霸气特效药，炒微焦研成细末，白汤（即煮猪白肉时留下的淡肉汤）送下立愈。痰呃：用姜半夏五钱、陈皮三钱煎汤送下立止。热呃：用柿蒂二两水煎服下即止。虚寒夹瘀：用丁香柿蒂汤煎服神效。须辨清寒热，如此则服下如失。真神奇也。

变通丸

治赤白痢，日夜无度及肠风下血。

黄连二两，吴茱萸二两，汤泡七次，同炒拣出，各自为末，粟米饭丸，如梧子大，分贮。每服三十丸。赤痢用黄连丸十五粒，甘草汤下；白痢用茱萸丸十五粒，干姜汤下；赤白痢各用十五丸，米汤下。

按：白痢未必皆寒，干姜宜酌用。

定乾按：黄连、吴茱萸用米汤泡饱和（一定要吸足汁）后晒干，共泡晒七次后，二药之寒热药性则能相互变通互补。分开各自研成细末，用粟米饭和丸，故称"变通丸"。本方须按以上方法服用。此二丸是铃医治疗赤白痢、肠风下血的通治药。药真贱，效真验。

治痢初起

不问男妇、室女、妊娠、小儿，皆治之。

白萝卜二三斤，洗净连皮放石臼内，捣碎绞取浓汁。如十岁以内小儿，每日吃一饭碗，大人每日吃二三饭碗，俱要吃冷不见火。忌荤腥杂味，并治疫痢如神。

庚生按：治痢用银花为炭，赤者白糖冲下三钱，白者赤糖冲下三钱，即止。

又方：赤痢以白鸡冠花，白痢以赤鸡冠花，烧灰存性，酒下神验。并治赤白淋。

定乾按：白萝卜是一种常见的蔬菜，生食、熟食均可，其味略带辛辣，是药用和食用为一体的佳品。本品味甘、辛，性凉，有清热生津、下气宽中、消食化滞、开胃健脾、顺气化痰等功效。

凡下痢初起者，必有积滞，用白萝卜捣汁服下，能降气化滞，排出肠道淤积秽物，则痢疾自止，正合"初痢则通之"的法则。余还用此法治疗风热咳嗽、咽喉肿痛或大便秘结等症，服下立效。方简药贱，不可不用。

血崩

诸药不效，服此立止。

甜杏仁皮烧存性，为末，每服三钱，空心热酒调下。

庚生按：血崩一症极危极险。予尝治一老年妇人，骤然崩注，百药不效。偶检《药谱明疗》中载一方，用女贞子五钱，当归身三钱，北沙参三钱，新会皮二钱五分，莲肉五钱，丹参二钱五分，绵芪三钱，各为粗末。用小雌鸡一只，以粗麻线勒毙，去毛，并肠杂入药于鸡腹内，煮半周时，去药食鸡及汤。因尚平安，试之即止。其后屡用屡验。

定乾按：血崩亦称崩中、暴崩（功能失调性子宫出血之重症），指妇女不在经期而突然阴道大量出血的急性病证。多由劳伤过度，气虚下陷，统摄无权或因暴怒伤肝，肝不藏血，经血妄行等所致。

甜杏仁即南杏，味淡甘，大而扁，基部略对称。苦杏仁即北杏，味苦，比西瓜子大一些，顶端尖，基部钝圆而厚，左右略不对称。二者须要分清。甜杏仁皮炒焦存性，能增强止血的功效。研成细末后，空腹用温无灰酒送下，神效。

血崩可分气虚、血热、血瘀三种，余常用以下单方治疗，每收奇功。

气虚：仙鹤草半斤用水浓煎后，加红糖服下。

血热：鲜苎麻根三两水煎服。

血瘀：大黄炭一两水煎服。

以上三方只有辨明症状，才能屡用屡验，效果显著。

梦泄

紫花地丁草捣为膏，贴脐上，立止。

定乾按：梦泄多由肾虚精关不固，或心肾不交，或湿热下注所致。紫花地丁要用鲜草捣成膏贴脐，此方可用于下焦湿热引起的梦泄，敷之即效。其他原因引起的梦泄，用前面"盗汗"方的五倍散敷之，神效。

红白淋带

莲蓬三十个，连根连子取来。将十根连壳用水五碗煎三碗服之。不止，再服一剂；连服三剂，即除根。

庚生按：淋证方用冬瓜二三枚，每日煮食二三斤自愈，颇有奇功。如系血淋，用干柿饼烧存性研末，米饮下，亦神效。

定乾按：红白淋带（带下病）多由肾阴不足，相火偏旺，损伤血络，复感湿邪，伤及任带二脉所致，可见带下量多，淋漓不尽，色黄或赤白相兼，质稠，有臭气等，治宜清热利湿止带。

莲蓬（莲科植物莲的成熟花托）有散瘀、止血、利湿、止带之功效。余常用此药浓煎后给病人服下，红白淋带即能慢慢自愈。

另附验方一：三白草二两水煎服下，神效。

附验方二：兰香草二两水煎服下即效。

乳汁不通

白蚕为末，酒服二钱，少顷以芝麻茶一盏投之，梳头数十遍，乳汁如泉也。

定乾按：白蚕即白僵蚕，有化痰散结、祛风解毒的功效。用麸皮撒于热锅中，炒至烟冒起时，倒入僵蚕，再炒至黄色即可，研细末备用。凡痰核、瘰疬、头风、喉风、齿痛、风疮、瘾疹及妇人乳汁不通等症，皆可用此药治疗。本药是铃医随身所带的必备之良药。注意：个别人服用白蚕末后，会出现头晕欲倒似中毒的症状（过敏），故使用本品时应先少服一点，如果能适应再按原剂量服用。

乳汁不通多由素体虚弱、肝郁气滞、气血凝滞等原因引起的乳络阻塞所致。气血凝滞不通者借无灰酒活血通络之力冲服即通。血少气弱者借芝麻茶补肝肾、益精血、通乳汁之功补之即通。另用木梳轻梳乳房，能使乳房气血畅通，达到排乳的目的。此实际是一种按摩方法。以上三法合用则功效倍增，能促使乳汁早排。

另有验方：皂刺二两水煎冲黄酒服下，即通。

生乳

产后无乳，用莴苣三五枝煎服，立下。

定乾按：无乳多因气血虚弱，肝郁气滞，痰浊阻滞，致使乳汁生化不足。莴苣（菊科莴苣属）可食用，味道鲜美，口感爽脆，是较为普及的一种蔬菜，有催乳汁、利小便、治乳房肿胀之功效，煎汤服下，能生乳汁。

另有生乳验方附之。

附验方一：鲜羊乳（山海螺）四两炖猪蹄，服了即生乳汁。

附验方二：薜荔果三两，水煎服即能生乳。

附验方三：猪阴茎2~4条烘干研末，用无灰酒或开水送下即效。

乌痧惊风

遍身都黑者，急推向下。

黄土一碗，捣末入陈醋一盅，炒热包定，熨之引下，至足刺破为妙。

定乾按：乌痧惊风即惊风之一。症见遍身发乌，闷乱欲脱，多由风寒湿热之邪阻滞经络，血行不畅所致，如不及时抢救则有生命危险。速用黄土放锅中炒热后，加陈米醋再炒至均匀，用布包好，趁热从头颈向躯干四肢熨推，待出现黑块时，取黑块最明显处，用眉刀挑破，挤出黑血少许，即解。此法系铃医急救之术，可用于各种跌仆内伤及中暑发痧等症，用了立效。

急慢惊风

吊眼、撮口。搐搦不定。

代赭石火烧醋淬十次，细研水飞晒干。每服一钱或五分，金器煎汤调下，连服三剂。小儿足胫上有赤斑，即是惊风气已出，病即安也，无斑点者不可治。

按：急惊风用青蒿梗中虫焙干研末，调灯心灰末少许，服之极神效。慢惊风则当投温补者，此方宜酌用。

定乾按：急惊风又称惊厥，俗名抽风，是小儿常见的一种急重危症，突然发病，出现高热、抽搐、神昏、惊厥等症状，来势凶猛，变化迅速，甚至可威胁小儿生命；慢惊风则起病缓慢，表现为抽搐无力、时作时止、昏迷嗜睡等症状；撮口即脐风、七日风（新生儿破伤风），发作时以强直性痉挛、牙关紧闭、角弓反张、面呈苦笑状为特征。

代赭石是铃医降逆镇惊的霸道特效药。凡眩晕、心悸、癫狂、惊痫、呕吐、噫气、呃逆、噎膈、咳嗽、气喘等症，用生品二两放生铁锅中久煎后服下即效。生代赭石用炭火煅数次醋淬数次，直至酥脆，碾成细末，用温开水送服，可治疗吐血、鼻衄、崩漏、便血、尿血等出血症，疗效显著。治疗急慢惊风，余用生代赭石，大人二两，小孩一两，加一点黄金饰品用水煎半小时后，给病人服下即止。神效。

小儿舌笋

小儿不吃乳啼哭者，即看舌上起白疱一粒，名舌笋，如不治即死。

鲜生地取汁。如无生者，以干生地凉井水浸开，捣烂取汁，涂患处数次，立愈。

定乾按：舌笋即舌下系带上长有白疱、血疱或肉粒一样的赘生物，小儿患此病时往往会疼痛、啼哭不吮乳。鲜生地黄捣汁有凉血解毒的功效，故涂之立愈。

另附有师传验方：生代赭石研细末，点之即效。

蚬子水

痘后以此水洗面，渐生肌肉，并无斑痕。用活蚬子不拘多少，以水养五日，每日取此水，常洗手面。

定乾按：蚬（音"险"）子（蚬科蚬属）又称蛤，味咸，性寒，无毒，蛤肉的营养价值比较丰富，其壳有滋阴、利水、化痰、软坚的功效，打碎久煎或火煅研细末直接服用。

养活蛤之水有解热毒、清湿毒、消肿毒、祛污除秽等功效，故用此水洗面能促进排除痘疮余毒，使肌肉早生而不留瘢痕。此法还可以洗粉刺、痤疮及各种湿疣，神效。

狐臭

凤仙花不拘红白，捣成丸，挟腋下，待干再换，每日易三四次。二三日内腋下结有黑痣，以矿灰调水点去，永断根矣。

定乾按：此药为凤仙花（凤仙花科凤仙花属）植物全草。花称凤仙花，种子称急性子。余多用凤仙花捣烂直接敷在鹅掌风、腋下狐臭、痈疽疮毒、毒蛇咬伤等患处，效果如神。圹（音"矿"）灰即生石灰，用水调后即成一种腐蚀性较强的碱，使用时须点准病灶，切勿多点以免伤及好肉。此药还可用于点痣。

验胎方

经水三月不行，欲知是胎与否，以此验之。

川芎末一匙，用蕲艾煎汤，空心调服。腹内微动是胎，不动者非也。

定乾按：川芎活血行气、祛风止痛，为血中气药，亦为妇科良药；蕲艾有理气血、逐寒湿、调经安胎、温经止血等功效。二药合用服下，即能使胎动，此方神验又不伤胎，真良方也。

神仙外应膏

治筋骨疼痛，手足拘挛。

川乌一斤为细末，隔年陈醋入砂锅内，慢火熬如酱色，敷患处。如病一年者，敷后一日必发痒，痒时令人用手轻拍，以不痒为度。先用升麻、皮硝、生姜煎汤洗之，然后上药，不可见风。

定乾按：神仙外应膏是铃医治疗左瘫右痪、筋骨疼痛、手足拘挛及湿痰流注的最霸气的神膏。此膏非同小可，有搜风入骨、祛风除湿、温经止痛之功，余一直在使用，敷之有神效。

先用陈米醋放砂锅内熬至酱色，后加入生川乌细末，再用慢火熬至滴水成珠，离火放地上一宿出火毒。先用上面的药方煎洗患处，后敷上药膏，切不可风吹，一般六小时后即会发痒，禁不住时用手轻抓或轻拍，不可使劲抓挠，否则抓破后即能出血或溃烂，切记。

鼻中出血

大蒜捣烂，贴足心，血止拭去；或用茅花三五钱，煎汤服。

庚生按：鼻血一症小儿为多，日久不愈，亦能损人。此二方只可暂止，未能去病。如用大红石榴花阴干，研末嗅之，亦愈。

定乾按：此方上面"鼻血不止"条中也有说明。大蒜，《随息居饮食谱》言："生者辛热，熟者甘温，除寒湿，辟阴邪，下气暖中，消谷化肉，破恶血，攻冷积。治暴泻腹痛，通关格便秘，辟秽解毒，消痈杀虫。外灸痈疽，行水止衄。"将大蒜捣烂，贴足心涌泉穴，即能引血下行，使鼻血自止。

茅花即白茅根之花，余多将其用于治疗衄血、吐血、尿血、便血及刀刃金疮出血等症。水煎服或直接取花塞鼻中即止。

治疗鼻中出血验方甚多，附如下。

附验方一：大蓟根二两，水煎服下即止。

附验方二：白茅根三两，水煎药服下即效。

附验方三：栀子一两，水煎服，或捣碎敷脚底涌泉穴，神验。

稀痘神方

凡婴孩无论男女，用肥大光洁川楝子，一岁至三岁者七个，捣烂，用水三碗在新砂锅内煎浓，倾入盆内，避风处将新稀白布一方，蘸水自头至足遍身洗擦，不留余空。仍将布拭干，避风一刻。四五岁者用川楝子九个，水五碗。六七岁者用川楝子十五个，水七碗。八岁至十岁用川楝子二十个，水九碗。十一岁至十五岁用川楝子三十个，水十五碗。照前煎浓擦洗，捣烂时忌铁器，非但不出痘，并能免疮疖。如不信，或手或足留一处，将来出痘时必聚一块，此系神效仙方。洗时须择除日洗七次。如五月至八月初，内有七个除日，正在热天尤妙。

定乾按：川楝子味苦，性寒，可疏肝泄热，行气止痛，杀虫。捣烂水煎洗患处，有解毒杀虫、燥湿止痒的功效。用上法煎水洗婴孩，洗后就不会出痘，又不长各种疮痈毒疖及风疹湿疹等症，民间一直沿用至今。此方神奇又不伤婴孩之身。真仙药也。

单方外治门

单方外治门主要记载各种外科疾病的治疗方法，如痈疽发背、腐肉褥疮、瘰疬乳痈、喉痹、疥癫癣疮、烫伤烧伤、水肿胀满、跌打损伤及无名肿毒等。所载治法多是简单速效的方法，内附有验方，以方便有缘人用之。

国老膏

治一切痈疽诸毒，预期服之，能消肿逐毒，使毒不内攻，攻效甚大。

大横纹粉草二斤捶碎，河水浸一宿，揉取浓汁。再以密绢绞过，入银石器内，慢火熬成膏，以瓷罐收之。每服一二匙，无灰酒或白滚汤下。平日服丹药以致毒发者，亦可解。

定乾按：大横纹粉草即甘草。余用野生甘草打成粗末，用泉水浸泡出浓汁，去渣，用砂锅熬至滴水成珠时，离火，凉后放地上一宿出火毒，即成膏，于瓷瓶贮存备用。因甘草别名国老，故本膏称国老膏。此膏是集内服和外用为一体的仙药。凡疗疮痈疽、金石药毒、诸虫蛇毒、阴阳两虚等皆可服之。用无灰酒送下能增强通络解毒的功效。治疗一切疮疡肿毒时，外敷患处，神效。

乌龙膏

治一切痈疽发背、无名肿毒初发，焮热未破者，立效。

隔年小粉，愈久愈佳，以砂锅炒之。初炒如饧，久炒则干成黄黑色，俟冷定研末，陈米醋调糊熬如漆，瓷罐收之。用时摊纸上，剪孔贴之患处，觉冷，疼痛亦即止。少顷觉微痒，听其干燥弗动，久则毒自消，药力尽自然脱落矣。

定乾按：乌龙膏又称黑龙膏，是铃医治疗疮疡初起的神膏，此膏方简药贱，制作简单。隔年小粉即陈小麦粉，能补中益气，和五脏，调经络，续气脉。放砂锅中炒成焦黄色时，加入陈米醋搅拌均匀，再用文火慢慢熬，慢慢搅动，待熬如黑漆一样，膏即成，故名"乌龙膏"。凡一切红肿疼痛难忍的肿毒，用膏厚涂贴在患处，待患处觉得凉爽，疼痛便轻，肿消毒去后膏药自然掉落，一次就愈。余还用此膏治疗骨伤，疗效非凡。

消痈酒

万州黄药子半斤，紧重者为上，如轻虚是他州所产，力薄，用须加倍。取无灰酒一斗，投药入中，固济瓶口，以糠火烧一周时，待酒冷乃开。时时饮一盏，不令绝酒气，经三五日后自消矣。

定乾按：黄药子（薯蓣科薯蓣属）有小毒，解毒消肿、化痰散结之力较好，多服或过量服用对肝功能损伤较大，会出现黄疸等症状，一般服十天停十天就不会中毒。余用黄药子一斤先泡在十斤无灰酒中，一天后放在砂锅中盖住密封，用炭火慢慢煎煮两小时左右，不再加炭，待余火消尽后，自然凉后酒即成。凡瘰疬、瘿瘤、乳痈、乳癖（乳腺增生）、肠痈（阑尾炎）及咽喉肿痛等服下神效。

止肿毒

蓖麻仁捣敷即止。

定乾按：蓖麻仁（大戟科蓖麻属）有毒，4~7岁小儿服生蓖麻子2~7粒即可引起中毒，甚至致死，成人20粒可致死。蓖麻仁生用能消肿拔毒，通络利窍。余多用此药捣烂，外敷一切无名肿毒初起者，敷之即散，已成痈或已溃者敷之可拔脓生肌。骨髓炎取死骨用蓖麻仁捣烂敷患处，即能慢慢拔出死骨。蓖麻仁一大把捣烂敷百会穴治疗子宫下垂、脱肛神效。口眼㖞斜，蓖麻子仁四十九粒，捣烂做成饼，右㖞安在左手心，左㖞安在右手心，用热茶壶烫药饼上，坐镜前看脸部，正了即止。治疗蛇虫所伤，将蓖麻仁捣烂敷患处即效。种种疗效难以说尽。炒熟后内服可治疗瘰疬等恶疾，效果极佳。

恶疮疔毒

觅极大蜘蛛，其飞丝能过墙过檐者最妙。捣烂，以热酒冲服，毒气立消。

定乾按：此大蜘蛛即园蛛。余按上法治疗一切无名肿毒，疗效确实很好。治疗疝气疼痛，将蜘蛛煨熟用无灰酒送下亦效。治顽癣、毒虫咬伤，用活园蛛捣烂敷患即效。

快马痈

山药磨砂糖水搭围，即散。

定乾按：快马痈（跨马痈）生于阴囊之旁，大腿根里侧，股缝夹空中，多是由湿热蕴结、热毒炽盛而形成的脓肿。鲜山药生用有清热解毒、消肿散结的功效，蘸红糖磨成汁外敷患处即能使脓肿消散。此法还可用于冻疮、丹毒、痈疽肿毒初起者，外涂神效。

寿星散

专治恶疮。痛不可当者，掺之不痛，不痛者知痛。大南星一味为末，如背疮大痛者，遍掺于上，即得安卧。不痛者掺之知痛，即可治也。

定乾按：大南星即天南星，有毒，内服燥湿化痰，祛风止痉；外用消痞散结，消肿镇痛。余用一两天南星水煎40分钟，待凉后给病人内服，治疗肺癌引起的咳嗽、咳血疗效显著，治疗中风、中痰引起的痉挛或面瘫亦疗效非凡。天南星研细末外用可治疗一切疮疡溃烂，敷患处即效。

多骨痈

紫玉簪根捣烂敷上，其骨自出。

定乾按：多骨痈（骨髓炎）成痈之后，久治不愈则疮毒内陷成管，腐烂之久必有死骨，故疼痛难熬，苦不堪言。

紫玉簪（百合科玉簪属）有清热解毒、散瘀止痛的功效，余常用其鲜根捣烂治疗多骨痈。将药敷患处则死骨自能慢慢拔出，确实神奇。此法还可治疗一切无名肿毒及跌仆损伤，敷患处神效。

疔疮

菊花叶捣烂取汁，入酒尽量饮醉，将渣敷患处，次日即愈。

定乾按：此菊花叶要用野菊花叶。野菊花叶捣烂后用纱布包住取汁，先用药渣敷患处包好，后用药汁冲入无灰酒中，喝醉睡醒后即愈。余用此方治疗疔疮初起者一剂就愈。神效。

有验方附之。

附验方一：疔疮草（韩信草）五钱水煎冲无灰酒服下，治疗疔疮初起者一宿即愈。

附验方二：瓜子金五钱水煎服下即效。

起杖伤疔皮

羊粪烧灰，香油调敷疔上，以腊油膏药盖之，一二日即下。

定乾按：杖伤疔皮为被杖打后烂皮肉所结之痂，多是腐烂死皮，不去难敛。羊粪烧灰调麻油有软化疮痂、去死皮的功效。照此法将药敷患处，自能去掉疔皮而愈。

横痃便毒

鸡子一个，头上打一小孔，将红娘子六个装入内，用草纸包鸡子，慢火煨熟，去红娘子，止食鸡子，酒送下。

定乾按：横痃（音"玄"）又称便毒。初期形如杏核，渐大如鹅卵，坚硬木痛，红肿灼热，或微热不红；穿溃后流脓液，不易收口。红娘子［樗（音"出"）鸡］为蝉科昆虫红娘子的干燥全虫，有毒，有攻毒、通瘀、破积之功效。将红娘子放鸡蛋内煨熟后去之，则红娘子的毒性、药效留在鸡蛋内，借其毒性而食鸡蛋，再用无灰酒送下则可增强以毒攻毒、活血散瘀之力，故服下后横痃便毒即散而愈。

一切痈疽

赤小豆四十九粒为末，用水调涂，无不愈者。但其性黏，干则难捣，入苎根末少许，则不黏矣，此法尤佳。

定乾按：赤小豆和红小豆二者容易混用，两者颜色相同，但是赤小豆呈细长形，颗粒比红豆小；红豆呈圆柱状，表面为暗棕红色。煮完之后，红豆会变软，常被用来做豆沙；但是赤小豆即便泡过之后再煮，也煮不烂，吃着比较硬。

赤小豆主要治疗痈疽初起时红肿疼痛的症状。余把豆研成细末用水调后直接敷患处，红肿疼痛次日即愈。痄腮（腮腺炎）用蜂蜜将赤小豆粉调均匀后涂患处立效。治疗二足水肿、脚气、黄疸，用半斤赤小豆一次水煎服，神效。

赤小豆是集药、食为一体的日常生活必备的食材，具有良好的排毒养颜、消斑除疮、降血压、降血脂、调节血糖等作用。

脱疽

此症发于脚趾，渐上至膝，色黑，痛不可忍，逐节脱落而死。亦有发于手上者。

土蜂窠研细，用陈醋调搽，应手而愈。

定乾按：脱疽（血栓闭塞性脉管炎）多发生于足趾或手指，初起肢冷麻木疼痛，久则黑腐溃烂，疮口经久不愈，后期趾节坏死脱落。

治疗脱疽，余一直在使用此方，效果如神。土蜂窠为长脚蜂、黄蜂、胡蜂、马蜂的蜂房，有攻毒杀虫、敛疮止痛之功效，烘干后研成细末，用陈米醋调和，外敷患处可使疾病慢慢自愈。此法还可以治疗疮疡肿毒、乳痈、瘰疬、皮肤顽癣等病，敷之神效。

另有治疗脱疽附方：笋蛭也称天蛇，古称土蛊，属涡虫纲笋蛭科生物，捕捉到后放入生石灰里干燥，研末外敷患处，脱疽即能自愈。

指生天蛇

鸡子开一孔，将指套入内，待蛋化水，又换一个。如此三枚而已。天蛇痛臭甚者，黑豆生研末，入茧内笼之。

定乾按：天蛇即蛇头疔，多因手指末节外伤染毒，以致经络阻隔，气血凝滞，火毒蕴结而成，呈蛇头状肿胀，成脓时有剧烈的跳痛，下垂时疼痛难忍，其脓毒难出且极易浸淫筋骨，故能损筋坏骨。

余用此法治疗天蛇多例，每收奇功。鸡子即土鸡蛋，用刚生下来的效果才好，或用猪苦胆一个，按上法将手指套住，神效。

附验方一：小钩树叶捣烂，外敷患处即能毒解肿消而愈。

附验方二：鲜白酒草捣烂外敷患处立效。

附验方三：鲜乌蔹莓根捣烂外敷患处即效。

治疗蛇头疔方法颇多，所用药物以采集方便、效果显著为最好。本病必须快速治愈而减少病人痛苦。

诸疮胬肉

如蛇出数寸者。

硫黄末一两，肉上敷之，即缩。

定乾按：诸疮胬（音"努"）肉为疮痈久烂难敛，其肉红肿翻花凸出疮口状如花菜，碰到即出血，痛苦万分。硫黄外用有解毒杀虫、疗疮敛疮之功效。余多用此法治疗疮毒久烂不敛引起的胬肉外翻、皮肤癌等恶疾，研细末直接敷在患处神效。此法还可治疗疥癣、秃疮、阴疽恶疮等病，用凡士林调和敷患处即效。

棉花疮

逼蛇草叶捣汁，用好酒冲服，将药渣敷疮上，即消。

定乾按：棉花疮即杨梅疮（梅毒）。逼蛇草即扛板归（蓼科蓼属），此药解毒利湿之功非同小可，捣汁冲无灰酒不但能治疗棉花疮，还可以治疗毒蛇咬伤及一切疮疡肿毒，神效。

另附验方一：鲜腹水草捣汁外敷或水煎外洗疗效显著。

附验方二：乌饭根一两水煎服神验。

痈肿无头

黄葵花子研末，酒冲服一粒则一头破，两粒则两头破，神效异常。

定乾按：黄葵花即黄蜀葵（锦葵科秋葵属），有解毒消肿、排脓止痛之功效，研细末用无灰酒送下，能增强解毒破瘀的功效，故服之即效。此法还可治疗一切无名肿毒、蛇头疮等。

另附验方一：韩信草二两水煎冲黄酒，服下后痈肿即能消散而愈。

附验方二：皂角刺二两水煎冲无灰酒，即下即效。

附验方三：芙蓉花二两水煎冲无灰酒，服下神效。

附验方四：紫花地丁捣汁用无灰酒冲服，药渣敷患处立效。

铃医治痈肿无头的单方最多，可随手采药而用。作为一名优秀的铃医，必须要全面掌握中草药的知识，如此才能百战百胜。

消瘤

极细铁屑，醋拌，放铜勺内煅干，再拌。如此三次，研细，再用醋调敷，觉患处不甚适意，过一宿剥去再敷，以平为度。

定乾按：瘤多因七情劳欲，复感外邪，使脏腑失调，生痰聚瘀，气血凝结而成。余用此法治过几例肉瘤和渣瘤，确实有效。取铁屑加陈醋泡一天后，放炭火中煅炒，再研，用醋再泡，煅炒三次，研至无声即可，再用陈米醋调均匀敷患处。此药有轻微腐蚀性，敷患处一宿后能剥一层皮，次日再敷再剥，直至消平为度，功效非凡。

腋下瘿瘤

长柄葫芦烧存性，研末，搽之，以消为度。

定乾按：腋下瘿瘤即瘰疬，多因情志不畅，肝气郁结，过食厚腻，痰浊壅阻所致。用陈长柄葫芦壳放炭火中烧存性，研细末，有化痰散结之功效。每天搽患处，能慢慢消掉瘿瘤，真良方也。此法无毒又无副作用，可以放心应用。

头疮生蛆

以刀刺破疮，挤丝瓜叶汁擦之，蛆出尽，便绝根矣。

定乾按：用鲜丝瓜叶捣汁涂在疮痈生蛆的患部，蛆即从里面爬出而病愈。此法还可以用于无名肿毒或蛇虫咬伤等，搽之即效。另可用海参肠烘干研细末敷患处，使虫蛆化为水而病愈，真良方也。

乳痈

佛手、山药捣敷患处，但围四周露出头，次日即出脓消去，最验。

又方，名一醉消：石膏煅红，出火毒，研细。每服三钱，温酒下，尽醉为度，睡觉再进一服。

庚生按：一醉消方须量人虚实用之，不可轻投。予尝以杨氏秘方试之，甚效，较此稳妥也。方用泥鳅一尾，捣极烂，入生豆浆搅匀，涂敷患处即消。此方兼治肿毒初起。

定乾按：治疗乳痈之单方极多，今附之。

附验方一：皂角刺二两水煎，冲黄酒服下即效。

附验方二：鲜鲫鱼和酒糟捣烂，外敷神效。

附验方三：临时救（别名黄花草）一两水煎服，二次愈。

乳头裂破

秋月冷露茄子裂开者，阴干烧存性，研末。水调涂之即愈。

庚生按：此方极神验。

定乾按：乳头破裂是指乳头及乳晕部出现裂口，疼痛，揩之出血或流黏水，干燥后，会形成痂皮，又干又痛，多由婴儿用力吸咬乳头所致。

余常用此方治疗乳头裂破，每收奇功。必须要采白露以后的裂开茄子。将茄子挂屋檐下阴干，炭火上烧存性，研细末用青油或麻油调均匀涂患处即效。

另有验方：寒水石用凉水化开，涂之神验。

瘭疽毒疮

肉中忽生黯子，如粟豆大者，如梅李或赤或黑或青或白。其中有核，核有深根，紫黑色，能烂筋骨，毒入脏腑即死。宜灸黯上百壮，以酸模叶敷其四面，防其长也。内服葵根汁，其毒自愈。酸模叶平地亦有，根叶花形同羊蹄，但叶小，味酸为异，其根赤黄色。

定乾按：瘭（音"标"）疽毒疮多因过食膏粱厚味，外伤感毒，邪热壅聚，火毒凝结所致。治法为：酸模（蓼科酸模属）叶捣烂围在黯子的四周，后用蕲艾放在黯子上灸百壮，灸至其核消散为止；再服用葵根即冬葵子根，余毒即能除尽而愈。

另有验方附之：大蒜捣成泥放在黯子上，将蕲艾放蒜泥上灸，直灸到其核消散为止，再用冬葵子根煎服以除根。

甲疽延烂

疮肿黄水浸淫相染，五指俱烂，渐上至腿脚，疱浆四起，如火烧疮，日夜怪憎，医不能疗。

绿矾石五两，烧研末，色如黄丹，收之。每以盐汤洗拭，用药末厚敷之。再以软帛暖裹，当日即脓断疮干。每日一遍，用盐汤洗濯，有脓处务使洗净，敷药，其结痂处不须近。但有急痛者涂酥少许令润，五日即觉痂起，依前洗敷十日，痂渐剥尽，软处或更生白脓疱，即擦破敷之，自瘥，神效。

定乾按：甲疽延烂多因修甲伤肌，或因甲长、嵌甲侵肉，遂成疮肿痛。此为喜穿紧窄靴鞋，致使邪气内郁所致。如不及时治疗，则加重如上所说之症。

绿矾石煅成枯矾比明矾煅的枯矾燥湿敛疮效果要好，余都用绿矾煅的这种。将绿矾煅成枯矾，再研成细末备用；先用盐水清洗伤口，如伤口湿润直接敷在患处，伤口干燥调上麻油或凡士林敷上即可。此法还可以用于一切疮痈溃疡，外敷神效。

鹅掌风

香樟木打碎煎汤，每日早晚温洗三次，即愈。

定乾按：鹅掌风初因外感湿热之毒，蕴积皮肤，久则湿热化燥伤阴，气血不能滋润皮肤，以致肥厚、干燥、皲裂，形似鹅掌故名。

香樟即樟木，有祛风除湿、行气活血、利湿杀虫、通窍辟秽的功效。余用此法治疗鹅掌风，煎汤后先熏后洗疗效显著。此法还可以治疗冻疮、脚气、痛风、疥癣、跌打损伤等，洗之神效。

腿臂湾生疮

痛痒经久不愈。

多年风窗上蠡壳，烧灰，以腌猪油同捣如泥，涂之经宿即愈。

定乾按：腿臂湾生疮多因湿毒外邪侵入，先是奇痒难忍，用手抓至出血；后则溃疡糜烂，痛苦万分。

蠡（音"里"）壳即蚌壳，明清时期江浙居民常将蠡壳打磨，使其变薄透亮，加工制作蠡壳窗。蠡壳烧灰即成蚌壳灰，敛疮杀虫之力较好。如果腌猪油没有，直接用灰敷患处，或用麻油、青油调和蚌壳灰敷之，一样神效。此法可用于一切疮疡，外敷功效非凡。

散毒

围诸般肿毒。

柳枝尖头十数斤，入锅内熬膏，如炒糖样。加蜜半斤熬收，以瓷器贮用。

定乾按：将嫩柳枝尖头放入大锅中浓煎后，去渣，再熬至浓缩成红糖色时，加入蜂蜜直熬成滴水成珠，离火，凉后放地上一宿出火毒，装瓷瓶贮存备用。凡一切疔疮痈疽及无名肿毒初起者，围住一宿即散。神膏也。

洗癞头方

蜗牛数十条洗之，二次即愈，此方神妙。

庚生按：癞头用蜗牛洗固有效，然不及用壳虾白糖同捣烂，于剃头后敷之神验。但敷后痒不可当，切不可搔，待其结痂自落即痊。如或未净，再敷一二次，无不痊也。历试多人，皆验。

定乾按：癞头即长黄癣的头，又名"癞头疮"，多由湿热邪毒浸淫所致，初起头上有白点斑剥，久则生痂成疮，里面有脓汁流出，流到哪里发到哪里，遂至遍头，难敛难收。以前我们这里小孩子多有生"癞头疮"者。

蜗牛有清热解毒、消肿软坚、敛疮生肌等功效，用水煎汤洗患处后即能使病自愈。奇方也。

痰核

整五倍子入砂锅炒黄为末，以好醋调膏，摊贴患处，易六七次即愈。不论新旧俱验。

定乾按：痰核（脂肪瘤）多由过食肥甘厚味，或湿重化火，火灼炼痰，痰聚则成核。此法对痰核确有疗效。余师门治法同上，先将五倍子炒黄后，研成细末备用，后用陈米醋调成膏贴患处。此膏有轻微腐蚀性，贴上后会发痒，两天后揭下膏药，即能把一层皮粘住剥下来，后再贴上，再剥下，直至痰核消除为止。

咽舌生疮

吴茱萸末醋调，贴两足心，过夜即愈，盖引热下行也。

定乾按：咽舌生疮多由外感热邪，脾胃积热，阴虚阳亢所致。吴茱萸外用能引火下行。将吴茱萸研成细末，用陈米醋调匀，敷于双侧脚底涌泉穴，用纱布包住，24小时后取下，即能治愈此病。凡口腔溃疡、高血压、鼻衄、倒经等，按上法敷后即能使火降而病愈。如加生大黄同用，其功更胜一筹，真神方也。

喉鹅

人已气绝，心头微热者，药入口听有声，能下咽，无不活。

冬月取母猪粪放在屋上，日晒夜露七八日，用炭火煅至烟尽为度。以水调和，徐徐灌之。此须平日收贮，急切岂能待七八日耶？

定乾按：喉鹅即喉蛾、乳蛾，系咽喉两侧喉核（即腭扁桃体）红肿疼痛，形似乳头，状如蚕蛾，发生于一侧的称单乳蛾，双侧的称双乳蛾。本病多由外邪侵袭，火热邪毒搏结喉核，或平素过食辛辣炙煿之品，脾胃蕴热，热毒上攻咽喉，致使咽喉红肿剧痛，阻塞气道，呼吸困难，双蛾肿闭，甚至危及生命。

余师门确有用此法治疗喉蛾者，功效非凡。母猪粪性寒，无毒，必须要用冬季新鲜的母猪粪，将其放屋外任其风吹日晒，夜露霜冻七八日后，入铜勺内放炭火上煅炒至烟尽，其臭味即能散尽，研成细末瓷器贮藏备用。用时取泉水调和慢慢灌下，喉蛾肿闭之处即能肿消而通。另附治喉蛾单验方，以便救急用之。

附验方一：鲜白毛夏枯草捣汁，服下即消。

附验方二：用食指蘸蜂蜜，在喉蛾肿痛处，沿上下左右方向按下即通。

附验方三：鲜射干根一两，捣汁凉水调服即消。

跌打损伤

苍蝇老虎数个，捣烂，好酒冲服，即愈。

庚生尝得一方于江湖卖艺者，试之颇效：方用玫瑰花四十九朵，黄菊花四十九朵，红月季花七朵，土鳖虫七枚，共研细末，用童便分三次冲服。更以野菊花根叶，捣烂敷之。又方：用大魁栗研细末，干敷或嚼烂敷之，亦愈。

定乾按：苍蝇老虎即蝇虎（跳蛛科蝇虎属），天热时南方多此物。余多用此方治疗跌打损伤，每收奇功。活捉蝇虎数只，捣烂或活吞，用热无灰酒送下即愈，真奇方也。

铃医治跌打损伤的单验方颇多，常在外面随手采药应用，服下即效。附于下面供有缘人用之。

附验方一：贼裤带（又名了哥王），此药原常被窃贼围在腰间当裤带，如窃贼失手后挨打，只要嚼一点本药并用小便送下即完好如初。故本药又名"贼裤带"。本品鲜根用刀刮去外面苦皮，剥下来晒干，搓成绳子当裤带，所用之人可免腰痛之苦。凡跌仆内伤等用无灰酒或童便送下本品一钱，立效。

附验方二：及已研细末，无灰酒送下一钱效果非凡。

附验方三：落得打（积雪草）二两水煎，用无灰酒、水各半煎服，即效。

金疮

兼治无名肿毒。

圆眼核不拘多少，用火炙枯存性，研末，掺之即愈。如治无名肿毒，用冷水调涂亦妙。

定乾按：金疮为刀斧利刃之物所伤，如救治不当，易中风发痉（破伤风），伤后夹感毒邪则溃烂成疮，又称金疡。

圆眼核即龙眼核，味苦、涩，能止血敛疮。放锅中炒成焦黄色，研细末装瓷瓶贮存备用。凡医家中必备此物，遇跌仆碰伤及金刃伤，以此药敷之，能止血生肌又定痛，愈合后不留疤，若伤及鬓发际，用本药愈后更能生发。相比其他的药用后虽愈但留疤不长发而言，此药效果极好。

金疮单方药甚多，今附之。

附验方一：鲜佛甲草（景天科景天属）捣烂，敷之速效。

附验方二：鲜土荆芥（藜科藜属）捣烂，外敷患处即愈。

撷仆欲死

一切伤损。从高坠下，及木石所砟，堕马翻车，瘀血凝滞，气绝欲死者。

净土五升，蒸热，以红布重裹，作二包，替换熨之。勿过热，恐伤皮肉，痛止则已。

定乾按：净土要取山上的，或屋檐下面三尺深以下的净泥土，无毒，用红布摊笼中蒸热后，直接熨在病人胸腹上。余用本法救活多人，如一名从高处坠地气绝的砖瓦工。一名溺水后将死之人，被控出水后，用本品熨之后亦即醒。此方有回阳救逆之力。真神方也。

金刃不出

入骨缝中者。

半夏、白蔹等分为末,酒服方寸匕。日三服,至二十日自出。

定乾按:金刃误伤或金刃断在骨缝之中不出者,将生半夏、白蔹二药共研成细末和丸,用温无灰酒送下,能促进伤口愈合,亦能促使金刃从骨头缝中慢慢自行拔出。余多用此方治疗金刃所伤之人,病人服下后效果确实非凡。再用活蟛蜞,或活推车虫数只,捣烂敷在患处,能慢慢拔出一切异物,真奇方也。

被砍断筋

旋覆花根捣汁,滴患处,仍以滓敷之。日三易,半月后断筋能续。

定乾按:旋覆花又名金沸草(菊科旋覆花属),其花、根被铃医称为续筋神药,凡刀刃伤筋断骨皆可用之。用鲜旋覆花根捣烂直接敷在患处即效;或干花研成细末,用白糖放锅中熬化后加入药末,搅拌均匀后贴患处,亦神效。

乳岩

硬如石者。

槐花炒黄为末,黄酒冲服三钱即消。

此病乳中先生硬块,初起大如豆,渐大如鸡卵,七八年后方破烂。一破之后,即不可治矣。宜服后方。

生蟹壳数十枚,放砂锅内焙焦,研细末,每服二钱,陈酒冲服,不可间断。

庚生按:蟹壳方颇有效,惟不宜多服。多则每至头昏、作呕,不可不知。且蟹壳及蟹爪最能堕胎,有娠者慎勿误投。尝见吾师马培之先生治此症,每以逍遥散为主,量为加减,应手辄愈。盖乳头属肝,乳房属胃,此症之成，胥由二经致疾耳。杭妇郑姓者患此症，后得一方，服之奇验。方用龟板数枚，炙黄研细，以黑枣肉捣和成丸，每服三钱，以金橘叶煎汤下。

定乾按：乳岩（乳腺癌）是以乳房部肿块、质地坚硬、高低不平、病久肿块溃烂翻花或内溃深洞、脓血污秽恶臭、疼痛日增、痛苦难言为主要表现的一种疾病。多生于妇女，常因郁怒伤肝，思虑伤脾，肝脾两伤，经络阻塞，以致气滞血瘀痰凝互结于乳而成；或冲任二经失调，气滞血凝互结而发。

槐花末用黄酒冲服对早期乳岩（乳腺癌）或乳癖（乳腺增生）确有疗效。后期乳岩用黄酒冲生蟹壳末服，对有些人亦有疗效。余多用生半夏二两，水煎内服，再用生半夏研细末外敷患处治之，虽不能治愈但也能续命。

火烧疮

管仲煅灰，香油调涂之，立刻止痛。

定乾按：管仲即贯众，烧存性，研细末，用麻油调后能增强清热凉血、润肤止痛的功效，故外涂立效。

另附验方一：苍耳子杆中的虫，用生麻油泡后，外涂患处，神效。此油还可治疗一切疮疡溃烂及无名肿毒。

附验方二：虎杖煎浓，调麻油外敷效佳。

火烧烂

此症切不可浸冷水中，致热毒内攻，必烂至骨。好酒十二斤，倾入浴缸内，略温，令患者坐酒中浸之，虽极重亦不死。

定乾按：此症是重度烧伤，损伤处深达皮下、肌肉、骨等。皮肤坏死、脱水后可形成焦痂，创面无水疱，蜡白或焦黄，触之如皮革，甚至已炭化，感觉消失，皮温低，所以切不可用冷水浸泡。病人必须要用温无灰酒浸泡，以增强活血通脉、温阳透表的功效，如此才能起死回生。

火燎油烧伤

痛不可忍者。

好酒一盅，鸡子清三个，搅匀入温汤内顿热，搅如稀糊。候冷用软笔刷患处。半日觉痒，痒后即以杨梅树皮炙存性为细末，香油调敷。

庚生按：火烧伤方颇多。旧有极验二方，附于下。

敷药方：用陈年小粉炒黑色收好，临时以筛极细敷患处。如皮已破烂，即干掺之；如尚未破，用陈菜油调涂，立刻止痛。此西人方也，屡试神验。

汤药方：用生大黄五钱、当归四两、荆芥三钱（炒）、生甘草五钱、黄芩三钱、防风三钱、绵芪三两、茯苓三两，用水三碗煎至一碗。温服，不可改动分量。此方实有起死回生之功。

定乾按：余用鸡子清单方治疗火燎油烧伤，将鸡子清搅匀后直接用笔涂患处，干了再涂，疗效显著。前面截药外治门中"敛瘤膏"方中蛋黄油治疗此伤更好。

火、油烧伤方颇多，故附验方如下。

附验方一：地榆水浓煎，调麻油外涂效神。

附验方二：生大黄研粉，蜂蜜或麻油调外涂立效。

附验方三：杨梅树皮烧存性研细末，用麻油调敷，能活血止痛，解毒消肿，故敷患处即效。此方去麻油加无灰酒拌均匀，还可以治疗骨折，外敷神验。

烫火伤

秋葵花瓣不拘多少，真菜油调和如厚糊，装入瓶内收贮。次年花瓣腐烂，即可敷用，愈陈愈妙。

按：此方用麻油浸尤妙。如无此药，用地榆末麻油调搽亦妙。火伤毁肢体者，以鸡蛋煮熟，去白用黄，入猪油去膜，比鸡蛋黄稍多，同捣烂敷之神效。此临海良医许秀山所传秘方也。

庚生按：此方屡经试验，极效。

定乾按：秋葵花（锦葵科秋葵属）即黄秋葵的花。夏天采集鲜花，直接放入菜油或麻油内，用瓷瓶密封备用，时间越久功效越好。此药油有清热解毒、润燥敛疮的功效，余用之治疗烫火所伤屡用屡验。

附验方一：生石灰加水沉淀后，取上层浮乳，调入麻油外涂神验。

附验方二：硕苞蔷薇根水煎浓，调麻油外涂即效。

癣

身面上如钱大者，擦之如神。

巴豆五六个去皮打碎，包绢内擦之，好肉上不可擦。

定乾按：此癣即铜钱癣，多因肥胖湿盛之体，外受风湿热毒之邪，蕴积皮肤所致。巴豆外用有蚀腐肉、杀虫疥、疗恶疮、除顽癣的功效。余将巴豆仁捣烂用纱布包好，擦患处神效。

水肿脚气

未全消者。

甘遂末涂腹，绕脐令满。内服甘草水，其肿便去。

庚生按：水肿香港脚一症，即俗称大脚风沙木腿是也。水乡农人多患之。一肿不消，与寻常脚气发过即消者迥别。此因伤络瘀凝，气阻风湿，热邪夹杂留恋，日久不出，致成此恙。故病初起，必胯间结核而痛，憎寒壮热，渐而不行，至足即肿胀木硬，终身不便，诚可悯也。尝见赵晴初先生《存存斋医话》载一方颇效，予屡试之有验，因录于下：葱白杵烂和蜜，罨胯核痛处。再以海蜇、荸荠同煎，至海蜇化尽，取汤吞服当归龙荟丸三钱（此丸药肆中有合成者），即能消散。若年久者，以黄柏八两（另研末）、海蜇八两（勿漂）煎汤，加葱须自然汁和匀，丸绿豆大，每日茅根汤送服三钱。外用杉木刨花煎汤，入皮硝一两频洗，更以蓝布浸盐卤束之，无不愈者。并治鹅掌风及脚气，一切甚效。

定乾按：水肿脚气多因脾虚湿困，气滞湿阻，水湿内停或久病伤正所致。甘遂味苦，性寒，有毒，为峻下逐水药，有泻水逐饮、消肿散结之功效。将甘遂研末水调厚涂腹部，绕开肚脐（今多用末填满肚脐）；内服浓甘草汤，则水肿脚气自退。余多用此方，屡用屡验。

口吻生疮

砂仁壳（煅），研末抹之，即愈。

定乾按：口吻疮又名燕口疮，常因脾胃湿热上攻口唇，或脾虚湿滞所致。砂仁壳有理气化湿、温脾止泻之功效，故研成细末涂在患处即效。

一抹膏

治烂弦风眼。

真麻油浸原蚕沙三日，研细，以篦子涂患处。不问新旧，隔宿即愈。

定乾按：烂弦风眼多因脾胃壅热，久受风邪，或吃诸毒物，日积月累，致成风烂，动则发痒，不时因手拂拭，甚则连眼眶皆烂。

此方确是好方。余将蚕沙泡在麻油中三天后，倒掉麻油，研成膏泥备用。现在不用篦子（篦箕，篦梳），直接把膏涂在烂弦风眼上即可。此药还可用于治疗各种疮疡久溃不敛等，神效。

肛门痔痛

木鳖仁带润者雌雄各五个，研细作七丸，用碗覆湿处勿令干。每一丸以唾化开，贴痔上痛即止，一夜一丸自消。

庚生按：木鳖有番鳖（无壳）、土鳖（有壳）之分，此宜用番鳖。痔疮症既不一，方亦极伙。予尝试验一方，颇平善有功，附录于后。

先以甘草汤将痔洗净，后用五倍子七枚、荔枝草二两，砂锅煎水熏洗之，即愈。荔枝草一名癞虾蟆草，四季皆有，面青背白，麻纹累累，奇臭者是。

定乾按：木鳖仁即木鳖子（葫芦科苦瓜属），有毒，有散结消肿、攻毒疗疮之功效。余用此药捣烂外敷治疗无名肿毒、痔疮肿痛、各种顽癣等，敷之即效。

更生之方甚好。余单用荔枝草（唇形科鼠尾草属）叶捣烂塞肛门痔痛处，一宿即效。第二天必须将荔枝草移出肛门，切不可久放肛门内，以免腐蚀伤了肛门。

另有验方：臭椿根皮一两，水煎服立效。

疔疮走黄

陈年苔菜研末敷上，即消肿收口而愈。试过无不效者。

按：疔疮走黄，急取芭蕉根捣汁灌之，亦效。

定乾按：疔疮走黄多由热毒炽盛或早期失治，或挤压，或过早切开，致使毒邪迅速走散而入于血分，使病人出现寒战高热、神志昏愦等险证。上二方余都用过，确有疗效。

余另附验方：鲜鸭跖草捣汁，喝下一碗即能使热退肿消，立效。

发背阴毒

不焮肿者是。

雄鸡冠尖剪开少许，悬脚向下，滴血疮上，血尽再换。不过五六鸡，止痛消毒，不数日自愈。

定乾按：发背阴毒多因外感风邪火毒，湿热蕴结，七情郁结，脏腑蕴热而发，因正虚而毒衰，正气难以化毒，故皮色不变，不焮（音"信"）肿，疮肿难脓难溃难敛。

余多用本法治疗发背阴毒，每收奇功。方中雄鸡冠血味辛，性热，无毒，有祛风解毒、活血通络、温阳辟邪的功效。须用上法取雄鸡冠血，不可以伤雄鸡性命，愈后忌食鸡肉，违者必返。方简、药贱、效验。

项下气瘿

自然铜贮水瓮中，逐日饮食皆用此水，其瘿自消。

定乾按：气瘿（甲状腺肿大）以颈前漫肿，边缘不清，皮色如常，按之柔软，可随喜怒而消长为主要表现，俗称"大脖子"病。多因肝郁气滞，情志抑郁，脾失健运，痰浊内生，痰气互结，循经上行，结于喉结之处而成。

此法是将生自然铜捣碎投入水瓮中，加入井水浸泡，每天都饮用此水，直至气瘿自消。或把自然铜烧成烟气，张口吸入，气瘿亦可慢慢消除。

自然铜是铃医治疗跌仆骨折、瘀阻肿痛的仙丹妙药，用炭火煅红，然后醋淬，淬后又煅，反复七次，直煅至表面呈黑褐色，光泽消失并酥松为止，研细末，用无灰酒送服三钱，神效。此药便贱易得，不可不用。

单方杂治门

单方杂治门主要记载的是一些外科急性病（如飞丝入眼，小儿鳞体，儿阴被蚓吹肿，蛇虫蝎毒，狂犬所伤，鱼骨鲠喉等）的速效救治。另有验方附之，增加简便施治方法。

误吞铜钱

古文钱十个，白梅肉十个，腌过即捣烂，和丸如绿豆大，每服一丸，流水吞下，即吐出。

又误吞铜钱及金银，用羊胫骨灰三钱，米汤调下。次早由大便解出。

庚生按：误吞铜铁，不若用松木炭研末，饴糖调服，虽金银亦能出，惟宜多服。

定乾按：古文钱即"隋五铢钱，半两钱"两种，如没有，"唐开元通宝"也可替用。白梅肉即上霜乌梅肉，此物有极强的腐蚀性，用此腌制古文钱即能使之软如棉花。二药共捣烂和成丸，以长流水送下后，即能使病人吐出铜钱而愈。

误吞铜钱及金银：羊胫骨烧灰后有极强碱性，有软化金、银、铜、铁的功效，用养胃护胃的米汤调和服下，次日即能使异物随大便而排出。

拔白换黑

老姜刮取皮一大升，于久用油腻锅内不须洗刷，固济勿令通气。令精细人守之，文武火煎之，不得急火。自旦至夕即成矣。研末。拔白后，先以小簪点麻子大入孔中，或先点须下，然后拔之，以指捻入。三日后当生黑者。

定乾按：拔白换黑即拔去白须长出黑须。方中老姜刮取皮一大升（古代木制容器，民间现在还多用木制升，余家里就有几只，1石＝10斗，1斗＝10升，1升＝10合，1合＝10勺，1勺＝10撮），用锅炼食用油后不要洗直接放姜入锅内，再用小一点锅或瓷器扣上，后用盐泥水调密封缝隙，不使漏气；自太阳升起时生火，慢慢用文火烧至太阳西下即成。老姜上法炮制后，有温暖皮表、化瘀通络之功效。研细末备用。先拔掉白须，后点上药末，三天后即能长出黑须。此法确实神效，不信可试用。

另有验方用之也奇：先将白须拔去，用猪胆汁涂孔中，即生黑须；或用虫白蜡点孔中，不再白也。

竹木刺眼

白头颈蚯蚓掐断，滴血入眼，刺即出。

定乾按：白头颈蚯蚓（地龙）的血有凉血活血、消肿拔毒之功效。捕捉活蚯蚓一条掐断以鲜血滴入眼中，待血渗入伤口后即能拔刺而出，奇方也。

临杖预服

无名异末，临时温服三五钱，受杖不甚痛，亦不甚伤。

定乾按：无名异有活血止血、祛瘀生肌、消肿定痛的功效，研成细末备用。此药是铃医伤科要药，凡跌打损伤、痈疽肿毒、金疮出血等皆可用之。古代罪犯若在受杖刑前，用无灰酒送服此药，则挨打时就不会疼痛。效果神奇。

食生米

男子妇人，因食生熟物，留滞肠胃，遂生虫。久则好食生米，否则终日不乐，憔悴萎黄，不思饮食。

苍术用米泔水浸一宿，锉焙为末，蒸饼丸桐子大。每服五十丸，米饮下，日三服，即愈。

定乾按：此症多因饮食不节，或误食生冷不洁之物，虫卵随食物而进，致使腹内生虫，脾胃不和，运化失常，临床可见食欲不振或喜食异物（生米、泥土）等症状。

苍术有燥湿健脾、祛风散寒之功效，用米泔水浸泡能促进脾胃运化，增进食欲，故病人服下即愈。余多用此药末治疗脘腹胀满，不思饮食，口淡无味，恶心呕吐，嗳气吞酸，肢体沉重，舌苔白腻而厚，脉缓等，即西医的慢性胃炎、消化道功能紊乱、胃及十二指肠溃疡等病。每天两次，每次三钱，空腹用米汤送下，神效。

齿黄

糯米糠烧取白灰，旦旦擦之，黄色自退。

定乾按：糯米糠烧成白灰后，含有极强的碱性，每天用此来擦牙，即能去除牙垢、黄斑等，神效。

飞丝入眼

京墨点眼，以灯草拨去。若入口，以紫苏叶细嚼，白滚汤送下。又荷花缸内细泥汁点之，即刻消愈。

定乾按：飞丝即是蜘蛛的丝断后随风飘荡入眼，或在野外作业时误入目中，致使眼睛疼痛难忍，红肿流泪，痛苦万分。用京墨点眼后即能看出飞丝所在何处，用灯心草或棉签拨出即愈。

飞丝入眼的急救方法颇多，故附验方以济世人。

附验方一：用人乳点眼，飞丝即出而愈。

附验方二：光明子，即罗勒（唇形科罗勒属）的种子七粒放入眼中，眨眨眼就能把飞丝卷出即病愈，神效。

小儿初生无皮

因受胎未得土气也。

车辇土研敷之，三日后生肤。

又方：米粉用绢袋包好，扑小儿周身，亦甚验，以其得谷气也。

定乾按：车辇土即车轮土。《本草纲目》云："小儿初生，无肤色赤，因受胎未得土气也。取车辇土碾敷之，三日后生肤。"米粉具有补益肺气、健脾养胃、疏通血脉等功效。肺主皮毛，脾主运化，故将米粉扑在小儿周身，小儿得谷气后其皮自生。

另有师传验方：生石灰四两用水泡之，放屋外露一宿，后取其水上浮霜，用小磨香油以顺时针搅成膏为度，用鸡翎搽患处即愈。

固齿灰

腊月腌猪羊骨，煅灰研细末，每晨擦牙，不可间断。至老其效益彰，头上齿骨尤佳。

定乾按：猪羊骨煅后（存性）研末，能补肝肾，壮筋骨，用其擦牙，有健牙固齿之功效。另有验方：每天用不加碘的粗盐擦牙、刷牙，至老永不坏牙，神奇也。

秃鬓发稀

川椒四两酒浸。日日搽之，自然长出。

定乾按：秃鬓发稀（脂溢性脱发）多因过食膏粱厚味，或外感风邪虫毒，或湿热侵袭肌肤使营养失调，腠理不固，以致脉络瘀阻，精血生化不利所致。余多用此方治疗秃鬓功效非凡。川椒用60度以上的烧酒泡后，能增强活血祛瘀、通经活络的功效，每天用酒搽患处，即能慢慢地长出新发。

另有验方：羊踯躅即闹羊花，用60度以上的烧酒泡后搽患处，也能使患处自然长出新发，神效。

小儿鳞体

皮肤如蛇皮鳞甲之状。由气血痞涩，亦曰胎垢。

白僵蚕去嘴为末，煎浴之。如蛇蜕去，便愈。

定乾按：小儿鳞体即胎垢（小儿湿疹），多因孕妇过食膏粱厚味、辛辣炙煿之物，以致胎元火旺血热，出生后因血热伤阴，故病从眉毛开始发，后漫延全身，患处红、热、痒，皮肤如同蛇皮鳞甲，污垢满身，越看越丑。

余用此方治过几例鳞体病儿，皆收奇功。白僵蚕有祛风解痉、化痰散结、凉血解毒的功效，煎汤洗后有脱胎换骨之功。神效。

另有师传验方：苍耳子全草三两，水煎温洗，二次能愈，真神也。

儿阴被蚓吹肿

雄鸭涎抹之即消。

定乾按：儿阴被蚓吹肿并非蚯蚓所伤，多因小儿不洁，外感邪毒，或蚁虫叮咬，致阴茎红肿、发烫、疼痛。雄鸭涎有清热凉血、解毒消肿之功效，故涂之即能消肿。

附验方一：山栀根水煎内服或洗患处即愈。

附验方二：用薄荷二两煎汤洗之即效。

附验方三：藿香二两水煎外洗立效。

附验方四：苦参一两水煎外洗神效。

附验方五：白毛夏枯草一两水煎外洗亦效。

附验方六：黄连水煎晾凉后加冰片外洗效果显著。

本病治疗方法虽多，但医者一定要选最方便的方法。

猘犬咬伤

猘（音"治"）犬咬伤，若不医治，每致害命。急于无风处，以冷水洗净。即服韭汁一碗，隔七日又一碗，四十九日共服七碗。百日内忌食酸咸，一年内忌食鱼腥，终身忌食狗肉，方得保全，否则十有九死。

庚生按：猘犬咬伤极危险，此方颇平妥，可用。又孟河马氏一方，用万年青根一二斤，打汁温服（勿炖热，以微温为妙）一二碗，将渣敷于咬处，扎好勿令脱落。次日再照式敷服一次。虽癫狗咬后，日久目红音嘶，不知人事者，三五服自愈。若平常狗咬，只须二三两取汁温服一二次即愈。予尝试验极效，此方并治蛇咬。

蛇咬犬咬均有牙垢毒气留于肉中。最好咬伤后，即刻用热小便洗之，万不可畏痛勿洗。且蛇咬更须细洗，防其断牙在内，如有断牙，须用物取出，更挤去恶血，用小便洗净，再用敷药。再古方书猘犬咬伤，每用斑蝥入药为丸为散，服后无益有损，万不可用。切记，切记。

定乾按：猘犬咬伤即狂狗咬伤，上二方服之皆能起死还生。

另有狂狗咬伤验方一：乌韭，即乌蕨（鳞始蕨科乌蕨属），半斤水煎，大量服用即解。

师传验方二：真潞党参五钱，荆芥、防风、茯苓、独活、柴胡各三钱，前胡、川芎、枳壳、羌活、桔梗、薄荷各二钱，甘草一钱，紫竹根、生地榆各一两，水煎服，三剂愈。

蛇虺咬伤

看伤处有窍是雄蛇，无窍是雌蛇，以针挑破伤处成窍。然后取野苎麻嫩头捣汁，和酒服二三盏，以药渣敷伤处，能令毒从窍中出。伤愈将渣弃水中，永不复发。

定乾按：蛇虺（音"毁"）咬伤即毒蛇咬伤，从伤口看蛇伤齿印，可判断有无中蛇毒。有毒的蛇有一对长而尖细的毒牙，伤口上会留有两颗毒牙的牙印；而无毒蛇则没有毒牙齿印，伤口上留下的是一排整齐的牙印。

毒蛇咬伤凶险异常，如不及时救治，轻则致残，重则伤命。如咬伤下肢，须在八风穴用眉刀或三棱针放血，再用手从上往下推，尽量把毒水、毒血排出；如咬伤上肢须在八邪穴放血，再用以上手法，把毒推出外面；后用野苎麻嫩头捣汁，冲无灰酒服下，药渣敷患处，即效。

毒蛇咬伤验方最多，要取最方便的药来治疗，以减轻病人的痛苦，故附以下几个非常方便的验方，以救苍生。

附验方一：采挖五叶蛇莓有块根如香附者，水煎加黄酒服下，其毒即解。

附验方二：海金子即崖花海桐，枝叶或根二两水煎后，冲无灰酒服下神效。

百脚咬伤

灯草烧灰，敷伤处即止痛。

定乾按：百脚咬伤即蜈蚣咬伤。灯草即灯心草，烧灰有很强的碱性，敷伤处即能解毒止痛。

另有验方：蛞蝓，俗称鼻涕虫，活捉放伤处任其爬行即愈，此方最奇。

蜈蚣咬伤

嚼香附涂之，立效。

庚生按：西人治蜈蚣咬，以白胡椒口嚼涂之，良已。

定乾按：蜈蚣咬伤治法颇多。

验方一：将杉木皮用火烧并用烟熏伤处，即愈。

验方二：酢（音"醋"）浆草鲜草捣汁，涂之立效。

蝎毒螫伤

猫溺涂，甚妙。（用蒜片擦猫牙，溺即下。）

定乾按：蝎毒螫伤即蝎子螫伤。猫溺即猫尿，有凉血解毒之功效，故用之外涂患处，其毒即解。

毒蛇咬伤

急饮好醋一二碗，令毒气不随走。或饮香油一二盏，然后用药。须要将绳扎定伤处两头。次用白芷为末，白水调下半两许服之，顷刻咬处黄水出尽，肿消，皮合而愈。

定乾按：毒蛇咬伤后，先用绳扎定伤处两头，主要是阻止蛇毒随血液而入心脏；后用眉刀或三棱针在伤口边上放血出毒，用两手轻轻从上往下推出毒水，出毒越多越好。或用"蛇虺咬伤"方法救治。

陈醋有散瘀、解毒、消肿、杀虫之功效；香油能凉血解毒，消肿止痛。二药服下确实能缓解蛇毒侵入心脏。白芷为烂蛇之药，宅前宅后种上白芷这味药，就能免遭毒蛇侵入；被毒蛇咬伤后，用白芷粉末服下，其毒即解，效果神奇。

蛇伤简验方颇多。

附验方一：先用上法放血出毒，再用鲜扛板归或鲜瓦松捣汁服下，药渣敷伤处，立效。

附验方二：鲜半边莲或鲜半枝莲捣汁冲黄酒内服，药渣敷伤口，即效。

附验方三：鲜半夏、鲜天南星、鲜滴水珠、鲜六角莲任取一种捣烂外敷，神验。

精清不孕

凡煮粥滚锅中，面上米沫浮面取起，加炼过盐少许，空心服下，其精自浓，即孕矣。

庚生按：此紫竹林秘传单方也。但须用粥油，并非初滚结聚之沫，乃粥将成时厚汁滚作一团者。袁了凡先生谓为米液，专能补精；《纲目拾遗》言其能实毛窍，滋阴之功胜于熟地。诚然，诚然。

定乾按：精清即男子精液清稀如水所致的少精绝子，多因过食膏粱厚味，或肾阳不足、房劳过度等引起。粥油：洗净锅，不能有一点油污，煮米粥时用大火烧开，后用小火慢熬，待粥煮成后，离火，取浮于锅面上的一层如豆腐皮一样的浓稠液体即是。其味甘，性平，有补液填精、滋阴长力、肥五脏、通百窍、利小便的功效。加炒盐（盐入锅内用大火炒灰白）少许，久服后能补肾填精，使其种子而孕。

妇人乳胀

用本妇梳上垢刮下为丸，滚水送下。

定乾按：此方用了甚验，不可用她人之梳之垢。如嫌污秽，可用余师验方：橘核捣碎，用温开水冲下，即能除胀。

截溺

举子廷试用之。

临期用银杏五十枚，清晨煎汤饮之，便可终日不溺。

定乾按：举子廷试即殿试，由皇帝亲发策问，举子现场作答，若中途举子如厕，是为不敬，故要提前预防，服药截尿。

银杏即白果，有敛肺气、止带浊、止泄泻、缩小便之功效。将本药煎汤后于清晨空腹时服下，再不要服用带汤之类饮食。此可保一日不尿。神效。

另有验方：沙苑子，又名潼蒺藜，即黄芪的种子，二两水煎清晨空腹服下，也不要再服用带汤之类的饮食，即可一天不尿。此方用一两水煎，治疗老年人肾虚引起的夜尿过频，服下即效。

面上黑气

半夏焙研末，米醋调敷，不可见风。不计遍数，从早至晚如此三日。皂角汤洗之，面莹如玉也。

定乾按：半夏要用生品，焙干后研成细末备用。因半夏质地柔软滑腻，具有良好的黏度和韧性，多用于制作面膜、祛斑或调和其他药物外敷。余用此方治疗面上黑气，即"瘀血斑"，用了功效非凡。

先用陈米醋调好半夏末，晚上睡前把药均匀地涂在面上。此药对皮肤有一点刺激性和腐蚀性，故切不可见风，见风则痒（痒即洗去），痒则搔抓，抓则皮破，破则留疤。次日用皂角煎水外洗，因皂角水有极强的活血化瘀、祛垢除油的功效。用药三日后，即能将瘀斑除尽，使面色光莹如玉，真奇方也。

舌肿

舌忽肿出口外，是受蜈蚣毒。

雄鸡血一小杯，浸之即缩。

定乾按：雄鸡血味咸，性平，有益血补虚、活血通络、解毒祛邪之功效。雄鸡取血：用绳缚住雄鸡两脚，倒挂树上，鸡头向下，用剪刀剪开鸡冠，出血后用杯接住，切不可杀鸡取血以命换命，愈后忌食鸡肉。雄鸡和蜈蚣是死对头，雄鸡喜食蜈蚣，死后又遭蜈蚣群食，此因果报应也。如中蜈蚣之毒，用雄鸡血内服或外敷立效。

误吞针刺

田鸡睛一对，冷水囫囵吞之，其针两头穿珠，立刻吐出。如冬天无寻处，在桑树下，掘深三尺必有。

定乾按：田鸡即青蛙。最好用两只田鸡，各取一只眼睛。将田鸡睛吞下待针吐出来后，须要喂养放生，须知恩图报，切记。此方乃是千古奇方。

搽鱼骨鲠

五日午时韭地上，面东不语，取蚯蚓粪泥藏之，圆如碎珠，粒粒成块为妙。遇鱼骨鲠喉，用此少许，擦咽喉外皮，即消。

定乾按：此方系祝由术"制方"，用了极为灵验。宜端午日午时，取韭菜地里的蚯蚓粪，须要面朝东避人及牲畜，切不可和路人言语。所取之粪最好是粒粒如珠一样的粪泥，将之晒干研细末备用。遇骨鲠时，将粪泥擦在咽喉外面皮肤上，鱼骨即能下去而愈。

另有验方：威灵仙二两水煎加醋服下，其骨能软如棉，咽下即愈。神效。

单方奇病门

天下之大，无奇不有，医生治病也总能碰到各种奇病怪病，如：猴子疳，产后肉线，血壅怪病，脐虫，离魂，血箭，腹中生蛇，指甲尽脱，人身长鳞甲，悲羊疮，肉人，唇疮生齿等。本门所载多为针对奇病怪病的独特治疗方式，方简效速，有缘人看到类似病例可以选用。

猴子疳

是症从肛门或阴囊边红晕烂起，渐至皮肤，不结靥，或眼梢口旁亦红。若不早治，必至烂死。凡见此症，切忌洗浴，只用软帛蘸甘草汤揩净，然后用药。虽蔓延遍身，可保立愈。此方极秘，已救人无算。

绿豆粉一两 漂朱一钱 冰片一分或二三分 轻粉一钱五分

为细末，将金汁调，鹅毛蘸敷。如无金汁，雪水亦可，或用灯心甘草汤亦可。

定乾按：猴子疳即猴狲疳，即新生儿臀部红赤无皮，类似猴子屁股。其病多因胎中感受梅毒或湿热尿毒所致。症见初生儿臀部焮肿溃烂，红赤无皮（不结靥，眼梢口旁亦红者为胎传梅毒），重者可延及全身皮肤。

绿豆粉、漂朱（水飞朱砂）、轻粉、冰片四药共研成细末，有解毒、杀虫、攻毒、敛疮的功效，用金汁调匀外涂患处则病即愈。此方还可治疗一切疮疡难敛等症，敷之神效。

金汁又叫粪清，是铃医的传统之药，此药必须要自己配制。冬至前后取十几岁健康男孩子的一个月粪便，打碎后加入山泉水搅拌均匀，再过滤去渣，装入瓦罐中，再加入一小碗甘草水，然后用碗盖住瓦罐，外用烂泥密封，埋入一米多深的泥土里。埋的时间越长越好，最少也要十年才能用。

取出打开时罐中物质会分成三层，上层清液呈淡黄色者即为"金汁"，无毒无味，有清热解毒、凉血消斑的功效，又能解一切药毒；中层白色者，可以调药外敷各种疮毒；下层残渣弃之不用。

山鞠散

治妇人产后乳忽细长，小如肠垂过小腹，痛不可忍，名曰乳悬。

川芎、当归各一斤，以半斤锉散入瓦器内，用水煎浓，不拘多少频服。仍以一斤半锉块，于房内烧烟，令病人将鼻吸烟。如或未愈，再用黄芪八两煎服，如尚未缩上，再用冷水磨蓖麻子一粒，贴其顶心，片时后洗去，则全安矣。

定乾按：乳悬即妇人产后因脾气亏虚，升举无力，气反下陷，致使乳房肌肉松弛下垂，乳房细长，甚至达到腹部，疼痛难忍。该病极为罕见。

川芎、当归、黄芪三药同用有升阳举陷、活血止痛、补血的功效，故用上法治疗后病人乳房即能慢慢升提而病愈。余治疗脾气下陷用黄芪半斤，川芎、当归各四两水煎，病人服下即效。治疗乳悬，余还常将四十九粒蓖麻子去壳用仁捣烂外敷百会穴，以提升脾气，蓖麻子数量太少则无效。此法还可以治疗其他脏器下垂，如脱肛或子宫下垂等。

产后肉线

产后用力，产户垂出肉线，长三四尺，触之痛引心腹欲绝。用老姜连皮三斤，捣烂入麻油二斤，拌匀炒干。先以熟绢五尺折作方袋，令人轻轻盛起肉线，使之屈曲作团，纳入产户。乃以绢袋盛姜就近熏之，冷则更换。熏一日夜，缩入大半，二日尽入。外服补气血之剂。此乃魏夫人秘传怪病方也。但不可使肉线断，断则不可治矣。

庚生按：此症予尝见之。肉线长尺余，有如蛔虫。色白粗如灯心，触之掣痛。初未知此方，因以乳悬法治之，亦痊。

方用黄芪、川芎、当归各一斤，以半剂煎服，以半剂锉细烧烟熏之，令病人口鼻吸受药气药烟为妙。

定乾按：产后肉线（子宫内翻等症）多因产后用力或脾气下陷所致，触之疼痛剧烈甚至危及生命。

连皮老姜即母姜，辛辣温热之力较强，捣烂加入麻油中，拌均匀后炒干、炒热有温宫散寒的功效，外熨或熏能刺激子宫，使其逐渐收缩入内；再用大剂量黄芪、川芎、当归以补益气血，故煎服后即能使病自愈。余用此法治疗多例子宫脱垂症，每次都收到非凡的效果。

发瘕饮油

病发瘕者，欲得饮油。用油一斤，入香泽煎之，盛置病人头边，令香气入口鼻，疲极眠睡，虫当从口出。急以石灰粉手捉取，抽尽，即发瘕也。

又治胸喉间觉有瘕虫上下，常闻葱豉食香，此乃发瘕虫也。一日不食，开口而卧，以油煎葱豉令香，置口边，虫当出，以物引去之立愈。

又有饮油五升方快者，不尔则病，此是发瘕入于胃，气血聚之化为虫也。用雄黄半两为末，水调服之，虫自出也。

定乾按：发瘕为七瘕之一。《诸病源候论·瘕瘕病诸候》云："有人因饮食内误有头发，随食而入成瘕，胸喉间如有虫上下来去者是也。"瘕虫乃喜食香味油腻之物。凡得此症者必须每日饮用香油一斤，如一日没喝香油则痛苦万分，故用香油放在病人口鼻旁，引诱瘕虫外出喝油时捕捉，捉完瘕虫后，即愈。雄黄有解毒杀虫之功，水调和后服下，瘕虫即能自出而愈。

截肠怪病

大肠头出寸余，极痛苦。干则自落，又出，名为截肠病。若肠尽即不治。但初觉截时，用器盛芝麻油坐浸之，饮大麻子汁数升，即愈。

定乾按：截肠病（脱肛、直肠脱垂）是指直肠黏膜、肛管、直肠全层和部分乙状结肠向下移位，脱出肛门外的一种疾病，多因气虚下陷，固摄失司或湿热下注所致。本病初始时仅于大便时肛门脱垂，能自行回缩；病久则脱出较长，需用手托纳回，每于行走、劳累、咳嗽、用力等时脱出，肛门坠胀不适，久不回纳，则局部紫赤充血或出血，肿痛加剧，甚则溃烂，痛苦万分。

芝麻油坐浸有凉血解毒、润滑肠道、消肿止痛的功效。大麻子（火麻仁）主治血虚津亏、肠燥便秘，故煎服后，即能使病慢慢自愈。此法还可治久病伤阴耗液，或老年人阴虚血燥之便秘，用棉球蘸麻油塞进肛门里，后再用火麻仁捣碎煎汤服下，即效。

米瘕

有人好吃生米，久则成瘕，不得米则吐出清水，得米即止。米不消化，久亦毙人。

白米五合　鸡屎一升

同炒焦为末，水一升，顿服。少时吐出瘕如研米汁，或白沫淡水，乃愈也。

定乾按：米瘕即积聚，多因脾胃虚弱，气机阻滞，瘀血内结所致。病人喜食生米成瘾，难进他食，食多不消，则气滞腹胀，结成积聚。

用鸡屎（用鸡屎白效果比较好）治臌胀、积聚之法余一直在用。一般情况下，病人服鸡屎后都要呕吐清水或痰涎，对臌胀的治疗确有奇效。白米炒焦黄后能增强健脾养胃之功，服用后能减轻呕吐对脾胃的损伤。此方治米瘕主要是用串法吐之，待吐尽积滞积食后，病即愈。

灸疮飞蝶

艾灸火疮，痂退落疮内，肉片飞如蝶形，腾空而去，痛不可言。是血肉俱热，怪病也。

朴硝　大黄各五钱

为末水调下，微利即愈。

定乾按：灸疮内陷多因素体虚弱或过食辛辣炙煿之品，以致热毒之邪，深入营血，故肉腐溃烂，层层脱落，疼痛难忍。

朴硝、大黄二药同研成细末，用水送下即能使火毒泻出而病愈。余用此方一次内服五钱，治疗一切火毒内结，或邪热毒气深入脏腑，立效。上方用水冲服，即能泻出恶物，效果神奇。

伐毛丹

治鼻中毛出，昼夜可长一二寸，渐渐粗圆如绳，痛不可忍，摘出复生。此因食猪羊血过多所致。

乳香（灯草拌炒） 硇砂各一两

为末，饭丸如梧子大。每空心临卧各服十丸，滚水送下，自然退落。

庚生按：硇砂疑是硼砂之误。盖硇砂既猛且烈，能化血肉为水，即肆中伪充之盐硇，亦猛烈。盐苦，断不能用至如许之多，切宜加慎为是。

定乾按：此症系鼻痔（鼻息肉），多因感受风湿热邪，或过食膏粱厚味、辛辣炙煿、猪血、鸭血等畜类血所致。鼻腔内长有息肉，肿大突出（即鼻中毛出），撑塞鼻孔，阻碍气息，使气出入难通，故疼痛不可忍。

乳香、硇（音"挠"）砂（要用紫色）二药同用有活血止痛、软坚消肿的功效。余将二药研成细末用温开水送下，每天两次，每次二钱，治疗鼻息肉，疗效确实不错。此药还可治疗无名肿毒或癥瘕肿块（癌）等，用无灰酒或开水送下即效。

血壅怪病

遍身忽然肉出如锥，既痒且痛，不能饮食，名曰血壅。不速治必溃。

鲜葱煎汤淋洗，再吃豆豉汤数盏，自安。

定乾按：本病是因感受四时不正之气或风热外邪之毒而引起的一种风疹邪毒，发病较急，奇痒难忍，用手抓后即周身起血红疙瘩（遍身忽然肉出如锥），火热疼痛，抓破后流水溃烂，其痛苦不可言。

鲜葱味辛，性微温，具有发表通阳、解毒祛风之功效；豆豉能解表发汗，解毒祛邪。二药合用，一洗一服共奏疏风散邪、清热解毒之功。此方治疗风疹确有疗效。

眉毛摇动

目不能交睫，唤之不应，但能饮食。

蒜三两，杵汁调酒饮，即愈。

定乾按：本病病机为风邪外侵或肝风内动、上扰清阳，致使眉毛摇动，无法合上眼皮而睡，睡时睁着眼睛，唤之不应，但饮食如常。

大蒜捣汁用无灰酒调匀，有祛风通络之功效，故服后眉毛摇动即止。真奇方也。此方还可以治疗头风疼痛、失眠、动脉硬化等症，疗效显著。

脐虫

腹中如铁石，脐中水出，旋变作虫，行绕匝身，痒难忍，拨扫不尽。

苍术浓煎汤浴之，仍以苍术末、麝香少许，水调服。

定乾按：此症实为癥瘕，多因正气虚弱，脏腑不和，气机阻滞，湿浊瘀血内停，以致腹坚如铁石，脐中水出，久则即发痒溃烂生虫，痛苦难言。

苍术煎汤洗浴能辟秽除湿，再借麝香开窍辟秽、通络散瘀之力，和苍术末，用温水调服，即能使湿除虫死，其痒即止。余多用苍术煎汤外洗一切湿疹，或外邪引起的皮肤瘙痒等症，神效。

筋肉化虫

有虫如蟹走于皮下，作声如小儿啼，为筋肉之化。

雄黄　雷丸各一两

为末，掺猪肉上，炙熟吃尽，自安。

定乾按：本病系皮下囊虫病，属中医虫证、痫证等范畴，是由误食"米猪肉"即患囊虫病的猪肉引起的。患本病的病人肌肉里能长出一个个小如米粒，大如指头一样的囊肿，且病人老觉里面有如螃蟹爬行感觉，用手挤压疑似有呜呜之声。如囊肿长在眼睛就要失明，长在大脑则能引发癫痫。早在公元217年，《金匮要略》中即有白虫的记载，公元610年巢元方在《诸病源候论》中将该虫体形态描述为"长一寸而色白、形小扁"，并指出其因炙食肉类而传染。

雄黄、雷丸二药同用能杀虫消积，研细末备用。猪肉烤熟后撒上药末，吃了即能慢慢自愈。余师门用此法治疗血吸虫引起的肝肿瘤、绦虫病、钩虫病、蛔虫病、虫积腹痛、小儿疳积等症，疗效显著。

热毒

目赤鼻胀大喘，浑身出斑，毛发如针，乃因中热毒气结于下焦。

滑石　白矾各一两

为末作一服，水三碗，煎半碗，不住饮之。

定乾按：本病病机是，夏日天热而中时邪疠气，因热毒炽盛，气血壅滞导致膀胱气化无权，尿少便秘，热毒瘀结而出现上症。

滑石、白矾二药同用能增强泻热解毒、利尿通淋之功。此方还可用于口舌生疮、喉痹、黄疸、泻痢、湿疮、热淋等。余用滑石二两水煎，冲白矾末一钱使病人服下即效。

虱出

临卧浑身虱出，约至五升，随至血肉俱坏。每宿渐多，痛痒不可言状。惟吃水卧床，昼夜号哭，舌尖出血，身齿俱黑，唇动鼻开。连饮盐醋汤十数碗，即安。

定乾按：此是虱疮。古时因虱多吸血，致使奇痒难忍。用手抓之，久之则浑身出血，糜烂成疮，痛苦异常，生不如死。

盐醋汤有解毒杀虫止痒的功效，大量服用即效。余用此方治疗各种湿毒疮，或感受外邪虫毒引起的皮肤瘙痒、疼痛等症，先用汤洗后，再内服，效果非凡。

病笑不休

食盐煅赤，研，入河水煎沸，啜之。探吐热痰数升，即愈。

定乾按：此是脏躁（癔症），多因素体气血亏损，脏失濡养，七情内伤，致痰阻清窍，上扰心神，而喜笑无常。食盐味咸，性寒，有补心安神、滋阴凉血、清火涌吐、解毒润燥之功，煎服后用鹅翎、鸡翎往咽喉探吐，痰出后即能自愈。此方还可以治疗食滞胃脘、痰饮、醉酒或中暑等，立效。

灸疮出血

灸火至五壮，血出不止，遗尿手冷欲绝。

黄芩（酒炒）二钱

为末，酒服即止。

定乾按：此灸疮出血多因病人素体阳虚，加之医者操作不当，误灸血脉，致使火毒攻心，而出现四肢厥冷，面色苍白，遗尿手冷，气息微弱，脉微欲绝等危症。

此方对灸疮出血确有疗效。黄芩（枯芩）用黄酒泡饱和后，放锅中炒干，研成细末备用，借无灰酒温阳通络、强心活血之力送服，其血即止。余多将酒黄芩用于湿热黄疸、肺热咳嗽、高热烦渴、血热吐衄、痈肿疮毒、胎动不安等症，每收奇功。

睛垂至鼻

人睛忽垂至鼻，如黑角色，痛不可忍。或时时大便血出作痛，名曰肝胀。

羌活煎汁，服数盏自愈。

定乾按：此肝胀多因气滞血瘀所致。气滞血瘀日久则肝气上逆目窍，致使眼睛暴凸，痛苦难忍。肝气犯脾，脾不统血，故大便时时出血，或隐隐作痛。

羌活可泻肝气，搜肝风，治遍身百节疼痛、肌表八风贼邪，除新旧风湿，排腐肉疽疮，用水煎服后，即能使病自愈，真是奇方治怪病。

离魂

凡人自觉本形作两人，并行并卧，不辨真假者，此离魂病也。

辰砂、人参、茯苓各等分，浓煎日饮，真者气爽，假者化也。

又倩女离魂汤：用人参、龙齿、赤茯苓各一钱，煎汤服。

定乾按：离魂即癫狂（精神分裂症），系由七情内伤，饮食失节，禀赋不足，致痰气郁结，或痰火暴亢，使脏气不平，阴阳失调，闭塞心窍，神机逆乱。

附验方一：辰砂即朱砂（按鲤鲮丸方制）研末备用，先用人参五钱、茯苓（余多用茯神）一两，水煎后送下辰砂1~3分，立效。

附验方二：龙齿（用青龙齿最好）放炉中用炭火煅至红透后，取出，立即倒入食盐水中，冷后研末水飞后，晒干备用。人参五钱、茯苓（余多用茯神）一两水煎后，送下龙齿末五钱，服下即效。

以上二方都有安魂定魄、复脉固脱、宁心安神之功。凡癫狂（精神分裂症）之症，服后即能魂归而安，真良方也。余用一方治男病人，二方用治女病人，疗效显著。

大肠虫出不断

断之复生，行坐不得。

天名精五钱，为末水调服自愈。

定乾按：虫从肠出多为绦虫、蛔虫、钩虫、蛲虫等寄生虫。天名精为菊科天名精属全草，味苦、辛，性寒，具有清热、化痰、解毒、杀虫、破瘀、止血之功效。研末，用温开水调服，即能使虫除病愈。另可用槟榔、南瓜子、使君子水煎或研末内服，病即慢慢而愈。

气奔

遍身皮肉内，滚滚如波浪声，痒不可忍，抓之出血，谓之气奔。

苦杖　人参　青盐各二钱　细辛七分

水煎，缓缓饮尽便愈。

定乾按：此气奔为瘾疹（荨麻疹），多因素体虚弱，卫外不固，风寒、风热之邪客于肌表而发。可见皮肤上出现瘙痒性风团，甚至遍身风团鲜红，灼热剧痒，抓破出血后才能止痒，其痛苦难言、难忍。此方治疗瘾疹确有疗效。余先用青盐煎汤洗患处，再用上方水煎，当茶水饮用，功效非凡。方中苦杖即虎杖。

瘾疹治疗方法甚多，有内服治愈者，亦有外洗治愈者，余附几个验方，给有缘之人用之。

附验方一：牛蒡子一两，鸡屎藤五钱，蝉蜕三钱，水煎服，即效。

附验方二：大胡麻五钱，蝉蜕三钱，苦参五钱，水煎服，即能自愈。

附验方三：腹水草一两，苦参一两，白毛夏枯草五钱，川椒三钱，青盐三两，水煎外洗，神效。

便后出血

小便后出鲜血，数点而不疼，饮酒则甚。

镜面草捣汁入蜜少许，进两服即愈。

定乾按：小便后出血多因下焦湿热，热盛伤络，迫血妄行。镜面草（荨麻科冷水花属）味微苦、辛，性寒，可清热解毒，祛瘀消肿，捣汁加蜂蜜服下，有清热、利湿、祛瘀、止血的功效，故服之即愈。

附验方一：白茅根二两或仙鹤草一两水煎服即效。

附验方二：石韦一两水煎服立效。

附验方三：江南星蕨一两水煎服，疗效显著。

絪（音"因"）缊（音"晕"）结

疟后口鼻中气出，盘旋不散，凝如黑色，过十日渐至肩，与肉相连，坚胜金石，不能饮食。煎泽泻汤，日饮三盏，连服五日愈。

定乾按：疟疾过后，余毒不尽，以致气血亏损，瘀血结于胸部，并渐成痞块，坚如金石，不能饮食。泽泻有利水消肿、解毒泻热之功效，须用二两煎汤服下，如此瘀毒才能从小便排出而愈，药量太轻则无效。

脉溢

毛窍节次出血不止，皮胀如鼓，须臾目鼻口被气胀合，此名脉溢。

用生姜自然汁和水各半盏，服之即安。

定乾按：毛窍出血（血小板减少症）多因感受外邪，饮酒过多或嗜食辛辣厚味，情志过极，劳倦内伤，以致火盛动血，灼伤脉络，迫血妄行而发病。生姜捣汁冲温开水，有增进血行、化瘀通络的功效，服后即能慢慢自愈。

附验方一：每天用仙鹤草半斤，大枣一两水煎服，疗效显著。

附验方二：白茅根半斤水煎当茶喝，即能慢慢自愈。

寒热

四肢坚如石，击之如钟磬声，日渐瘦削。用茱萸、木香等分，煎汤饮之，即愈。

定乾按：此症为气滞、寒凝、血瘀所致，久则四肢失于濡养而逐渐瘦削，坚硬如石，痛苦难言。

方中吴茱萸味辛，性热，有温中止痛、理气燥湿、散寒助阳之功，配上行气止痛的木香水煎服即能使病自愈。此方还可以治疗一切气滞胃脘，或寒凝瘀血引起的疼痛，服之神效。

头脑鸣响

状如虫蛀，名天白蚁。

茶子为末，吹鼻中立效。

定乾按：头脑鸣响之病极多，有状如虫在头脑爬动者，亦有如蝉鸣者，患此病者往往彻夜难眠，痛苦难忍。此茶子即茶叶子，并非油茶子，切记。将茶叶子研细末吹鼻中，一次即效，真奇方也。余师门多用此方治疗头脑鸣响，每收奇功。

荡秽散

妇人月事退出，作禽兽之形，欲来伤人。先将棉塞阴户，即顿服没药末一两，白滚汤调下，即愈。

定乾按：此是绝经前后诸证（围绝经期综合征），多因肾水不足以涵养肝木，多可见精神亢奋、烦躁易怒、情志不宁等症状。没药有活血散瘀、调理冲任的功效，去油后研细末，空腹用开水或无灰酒送下，病即愈。此方还可以治疗经来腹痛，或跌仆损伤等。

烂痘生蛆

嫩柳叶铺席上卧之，蛆尽出而愈。

定乾按：此是褥疮，久则生虫。嫩柳叶有清热解毒、杀虫止痒、透疹利尿之功，用柳叶铺席下睡觉，虫蛆即能爬出而愈。

另有验方：枫杨嫩叶铺席下睡觉，功胜前方，神效。

肉坏

凡口鼻出腥臭水，以碗盛之，状如铁色，虾鱼走跃，捉之即化为水。此肉坏也，须多食鸡䐗（音"赚"），即愈。

定乾按：鼻出腥臭水即脑漏（鼻渊）。患此病者，鼻涕多是黄绿色或铁锈色，其臭难闻，流之不尽，越流越重。将其涕水接住并放入活鱼虾则鱼虾即化为水，可见其毒无比。本病多因素体虚弱，感受外邪之毒所致。鸡馔即鸡肉（须用白公鸡），有温中益气、填精补髓之功效，久食则病愈。

另有验方附之：苍耳子一两水煎当茶喝，至愈为止，神效。

石室秘方

凡人无故见鬼如三头六臂者，或如金甲神，或如断手无头死鬼，或五色之状，皆心虚而崇凭之。

白术 苍术各三两 半夏 大戟 山慈菇各一两 天南星三钱 附子一钱

各为细末，加麝香一钱，为末，成饼子。凡遇此病，用一饼，姜汤化开饮之，吐顽痰碗许而愈。

定乾按：无故见鬼属于痴呆（神经衰弱）范畴，多因髓海不足，脾肾两虚，瘀血内阻，或痰蒙心窍，使神明受累，故能见到鬼、神、佛，或各种五形六色、稀奇古怪的事。

本方多是化痰散结之药，山慈菇必须要用兰科的独蒜兰；大戟要用大戟科的大戟；半夏、天南星、附子要用生品。上药各研成细末，和成饼备用。用姜汤化开后服下，病人常先吐后泻，至祛尽顽痰而愈。此方可用于痰瘀引起的痴呆、癫狂等症，服下即效。余用本方去麝香治疗几例肝癌、肺癌引起的胸水和腹水，疗效显著。

活水止虱丹

凡人背脊裂开一缝，出虱千余，乃肾中有风，得阳气吹之，不觉破裂而虱现。

熟地三两 山茱萸三两 杜仲一两 白术五钱 防己一钱 豨莶草三钱

服二剂，虱尽死即愈。

又方：蓖麻子三粒，研成膏，用红枣三枚，捣为丸如弹子大，火烧之熏衣上，则虱死而缝合。

定乾按：虱可分头虱、体虱和阴虱三种。头虱不入体，体虱不上头，阴虱只寄生在人体阴毛、肛毛、腋毛、胡须、眉毛上。古人认为虱与湿有关，故湿重则虱多，虱多则从汗毛孔而出。此症因肾阳虚衰，温煦失职，气化失权致使腰背酸胀，总觉气行在背，又因多虱奇痒，抓破裂缝，以致感觉虱从裂缝而出。

方中用熟地、山茱萸、杜仲补益肝肾，壮腰强筋，填精补髓；又以白术、防己、豨莶草健脾利湿，祛风经络。诸药同煎，二剂即愈，真神方也。又方用蓖麻子火烧熏衣除虱，此法简单神验，不可不用。

腹中生蛇

此乃毒气化成，或感山岚水溢之气，或四时不正之气，或感尸气病气而成也。

雄黄一两　白芷五钱　生甘草二两

为末。端午日修合，丸如桐子大，粽子米和而丸之。饭前食之，饭后必痛，用力忍之，切不可饮水，一饮水则不效矣。

又方：白芷一味为丸，每日米饮送下五钱，亦愈。

定乾按：腹中生蛇从前多已见到，发作时腹中绞痛或排出蛇虫之物，乃感山岚瘴气，或误喝蛇虫毒物所居之水所致。

白芷能解蛇虫之毒，又能芳香除秽；雄黄（按鲤鲮丸方制）善治蛇虫咬伤，又能疗痈肿恶疮；甘草清热解毒，又能调和二药，使二药合一共奏解毒除虫之功。各药研细末，于端午日午时（重午）阳气最盛的时候合药，能倍增解毒杀虫之力，加糯米饭捣融，搓成丸，阴干装瓷瓶贮存备用。此药为铃医随身所带之药，凡蛇虫咬伤、痈疽肿毒服之即效。

杜隙汤

人足上忽有孔标血如一线者，此乃酒色不禁，恣意纵欲所致，流血不止即死。

米醋三升，煮滚，以两足浸之即止。后用人参一两，当归三两，炒为末，煎汤，以穿山甲末调之而饮，即不再发。

庚生按：此症世常有之，古方书亦有治法，盖即血箭是也。

定乾按：此症系恣意酒色，纵欲过度，以致血脉暴涨直达足部，使血管爆破，出血如箭，故名血箭，须速止住血，以免失血过多而死。

陈米醋有散瘀止血之功，放锅中煮沸后，先熏患处，后再浸泡，即能使血止住。血止后再用人参益气固脱，当归养血活血，穿山甲祛瘀通络。三药合用共奏益气养血、通络止血之功。余还将此方用于各种气随血脱之症，真神方也。

化痒汤

肠胃中觉痒，而无处扒搔者，乃火郁结不散也。

天花粉　栀子（炒）　柴胡各三两　白芍一两　甘草二钱

水煎服，即愈。

定乾按：此是肝脾不和，多由情志不遂，久郁伤肝所致。肝郁则脾胃升降失司，致使肠胃火郁内结不散。

天花粉、栀子能泻火除烦，生津止渴；柴胡疏肝解郁，升举阳气；白芍养血柔肝；甘草调和诸药。诸药合用有疏肝和胃、清热化痒的功效，故名化痒汤。本方水煎服后，病即愈。余常用此方治疗肝脾不和之证，每收奇功。

救割全生汤

凡人身先发痒，以锥刺之；再痒，以刀割之，快甚；少顷痒甚，刀割觉疼，必流血不已。

人参一两　当归二两　荆芥三钱

水煎服，三剂痛痒皆止。贫者无力买参，用黄芪二两代之。

定乾按：此是瘾疹（顽固性荨麻疹），多因素体血虚气弱所致，所谓"邪之所凑，其气必虚"。全身奇痒难忍，用针锥刺之也难以止痒，故用刀割以止痒，少顷其痒又复，再用刀割，直至血流不止，其痛苦难忍欲死。

方中重用人参益气，当归养血，少佐荆芥以散风邪，使气盛则血旺，血旺则表实，故一剂效，二剂轻，三剂愈，以免割肉之苦，真神方也。

体中蚓鸣

凡人皮肤手足之间如蚯蚓唱歌者，乃水湿生虫也。

蚯蚓粪水调敷患处，即止。如再鸣，用白术五钱，薏苡仁、芡实各一两，生甘草三钱，黄芩二钱，附子三分，防风五分，水煎服，即愈。

按：《验方新编》亦载此方。

定乾按：此是脾阳虚衰，温运失职，水湿内停，泛溢肌肤，发为水肿，肿后即痒，用手抓之有声，疑是蚯蚓唱歌。

此方用附子（用生品）补火来助白术、薏苡仁、芡实健脾祛湿；再以黄芩、防风清热，祛风燥湿；后用生甘草调和诸药。水煎服后，湿去肿消病自愈，真良方也。余将此方生附子加至五钱治疗肾阳虚弱引起的水肿，每收奇功。

臂生人面

且能呼人姓名，乃冤结所成，亦奇病也。

人参半斤　贝母三两　白芥子三两　白术五两　生甘草　青盐各三两　白矾　半夏各二两

上为末，米饭为丸，每早晚白滚汤送下五钱，自然渐小而愈。

定乾按：此为人面疮，余听师父说过，师公曾治过两例。一例长肘上，一例长膝上，患处有小碗大小的"小头"，头上眉目口齿无不具备，能张口动眉，真是奇病、怪病也。余师说此症系因果报应，病人曾结怨害人，被害者冤魂附体索命故结而成人面疮。先用川贝母研细末，敷患处眉目疮口，后用本方丸药内服，即能使疮慢慢缩小而愈。

方中贝母、白芥子、半夏（生品）、青盐、白矾都是化痰、软坚、散结的极品之药；又用人参、白术、生甘草补脾益气，增强祛痰的功效。诸药研细末，用糯米饭捣融和成丸，早晚空腹服下，即能大补元气，使痰去结散而病愈。余师门多将此丸用于治疗肺胀、肺癌、肺气肿等，以及因气虚引起的顽痰阻塞，服后即能吐出顽痰，疗效显著。

舌缩入喉

不能语言者，乃寒气结于胸腹。

附子一钱　人参三钱　白术五钱　肉桂一钱　干姜一钱

服之则舌自舒矣。

定乾按：本症乃久病阳虚阴盛，寒邪凝结于胸腹，导致气机升降失常，经脉拘急收引，致使舌缩入喉。

方中肉桂补火助阳，散寒止痛；附子温肾散寒，回阳救逆；人参、白术益气健脾，以助脾运；干姜温中止痛。诸药合用能益气助阳，温经散寒，使胸腹寒邪得散，气机升降正常。上方煎服后，病即愈。余多用此方治疗肾阳衰弱、脾胃虚寒、脘腹冷痛、呕吐泄泻、四肢厥冷等症，神效。

舌血

出如泉者，乃心火旺极，血不藏经也。

六味地黄汤加槐花三钱，饮之立愈。

庚生按：舌血用蒲黄掺之，亦效。

定乾按：舌出血多因火热之邪侵入，或平素偏食辛辣炙煿之品，致使心火亢盛，损伤脉络。舌为心之窍，故心火热盛则迫血妄行，使血溢于脉络之外而出血。

六味地黄汤能滋阴降火，槐花有凉血止血、清泻心火的功效，水煎服下，病立愈。

附师传验方一：紫金沙（露蜂房顶上之实处，里面每孔有一粒沙者即是）一两，贝母四钱，芦荟三钱，共研细末，炼蜜为丸，如芡实大小，用温水送下，每次一粒，每天二次，服后即能慢慢自愈。此丸治疗吐血，用黄酒送下神效。

附验方二：白及研细末，搽患处即止。

掌高一寸

附子一个，煎汤以手渍之，至凉而止。如是者十日掌即平矣。

定乾按：此症多因肾阳虚衰，温煦失职，气化失权致使水湿停留掌上（水肿）。余治疗两足水肿，多用生附子二两煎汤，先熏后浸泡，再用生附子五钱水煎内服，即效。如此治疗真的能事半功倍。

男子乳肿

金银花 蒲公英各一两 天花粉 白芥子各五钱 白芍 通草各三钱 木通 附子各一钱 柴胡二钱 炒栀子 茯苓各三钱

水煎服。

定乾按：《奇病方》云："有男子乳头忽然臃肿，如妇人乳状，扪之痛绝，经年药医不效，此乃阳明之毒气，结于乳房之间，非疮毒乃痰毒也。若疮毒经久，必然外溃，经年臃肿如故，非痰毒而何？法当消其痰，通其瘀，用化圣通滞汤煎服自愈。"

化圣通滞汤各家论述：此方妙在金银花与蒲公英直入阳明之经，又得清痰通滞之药为佐，附子则单刀直入，无坚不破，又何患痰结之不消？或疑附子大热，诸痛皆属于火，似不可用。殊不知非附子不能入于至坚之内，况又有栀子、芍药之酸寒，虽附子大热，亦解其性之烈矣，又何疑于过热哉！

化圣通滞汤清热解毒、消肿散结之力较强，余用此方加皂角刺一两，治疗男子乳肿及痈疽肿毒初起，红肿疼痛难忍者，水煎服即效。

指甲尽脱

不痛不痒，乃肾经火虚。又于行房之后，以凉水洗手，遂成此病。

六味汤加柴胡、白芍、骨碎补，服之立愈。

定乾按：本症因肾经火虚，又行房后以凉水洗手，致使寒气侵入肝经，肝其华在爪，故指甲尽脱。肾为肝之母，母子相生，精血同源，故用六味汤补益肝肾，加上柴胡升举阳气，白芍养血柔肝，骨碎补强筋补肾。水煎服之即愈，真良方也。

指缝出虫

茯苓　当归　白芍　生甘草　白术各三钱　柴胡　人参　荆芥　川芎各一钱　熟地　薏苡仁　黄芪各五钱

水煎服。

定乾按：本病多因外感风、湿、热邪或脾失健运，湿热内生，内外合邪，两相搏结，浸淫肌肤致使指缝奇痒，抓之溃烂，久则虫生。

此方用八珍汤益气补血，加黄芪、柴胡升阳补气，荆芥、薏苡仁祛风利湿。诸药合用有补气养血、祛风除湿之功效，故服之即能自愈。

粪门出虫

粪门内拖出一条，伸缩如意，似乎蛇者。

当归　白芍各一两　枳壳　槟榔　大黄各一钱　地榆五钱　萝卜子二钱

水煎饭前服二剂，外用冰片点之。先用木耳一两煎洗，洗后将冰片一分研末而扫，扫尽即缩而愈，神验。

定乾按：人有粪门内拖出一条，似蛇非蛇，或进或出，便粪之时，又安然无碍，此乃大肠湿热之极，生此怪物，长于直肠之间，非蛇也，乃肉也，但伸缩如意，又似乎蛇。法当内用汤药逐邪杀蛇丹，外用点药，自然消化矣。

此方即逐邪杀蛇丹。方中用槟榔、大黄杀虫攻积；枳壳、萝卜子破气消积；地榆解毒敛疮；当归、白芍养血润肠，缓急止痛，又能防大黄攻伐太过而损伤正气。诸药合用煎服，结合冰片外用，即能使病愈。

粪门生虫

蛇床子　楝树根各三钱　生甘草一钱

上为末，以蜜煎成，搓为一条，塞入粪门，听其自化，即止痒而愈。

定乾按：此粪门生虫即蛲虫病，是由雌虫于夜间爬行肛门，在周围皮肤上产卵，引起肛门、会阴部奇痒的一种肠道寄生虫病。

此方治蛲虫最好，是铃医不可缺少的治虫良药，内服外用皆可。方中楝树根皮（苦楝树根皮）内服外用对蛔虫、鞭虫、蛲虫、钩虫都有奇效。本品有毒，水煎内服不可超过五钱，必须要注意安全。外用可大胆应用，不会中毒。余用单方苦楝树根皮水煎外洗治疗妇女阴道毛滴虫病、蛲虫病，即效；或将苦楝树根皮研细末用蜂蜜调匀塞入阴道、肛门中，亦神效。苦楝树根皮配蛇床子能增强杀虫止痒的功效，再加上生甘草能减轻前二药对肛门的刺激。上三药共研成细末，以蜂蜜和匀搓成条，阴干后纳入肛门中，即能杀虫止痒，神效。

眼内肉线

冰片　黄连　硼砂　甘草各一分

各为细末。用人乳调点，一时收入而愈。更用白芍五钱，柴胡、甘草各一钱，茯苓、白术、炒栀子各三钱，陈皮一钱，白芥子三钱，水煎服。

定乾按：眼内肉线即眼翳、胬肉攀睛。本病多因心肺两经风热壅盛，或饮食不节，恣食辛辣炙煿之品，使脾胃邪热壅结，熏蒸于目；或因过度劳欲，耗损心阴，暗夺肾精，致水火不济，虚火上浮，诱发本病。

方中冰片、黄连、硼砂三药单用都可点眼，合用后功效倍增，用人乳调匀后再点眼，能滋润生津，减轻上药对眼球的刺激性。余用此方每天不定时点眼，能慢慢地使翳除而病自愈。如加上方水煎内服，能事半功倍，真良方也。

黄雷丸

人身忽长鳞甲于腹胁者，乃龙化人与妇人交即成此症。而男子与龙合亦间生鳞甲也。以速治为妙。

雷丸　大黄　白矾　铁衣　雄黄 各三钱

上为末，枣肉为丸，酒送下三钱，立时便下，再服则鳞甲尽落矣。

定乾按：传说孽龙化人与妇人、男子交合，即成此症，实为蛇皮癣，又称鱼鳞癣，多因素体气血虚弱，或过食辛辣炙煿之品，或突然感受四时不正之气，搏于肌肤而发。临床多见皮肤干燥、粗糙、角化，或鳞片脱落，痛苦难忍。

黄雷丸是铃医治疗一切皮癣病的霸道之药，凡皮肤出现干燥鳞屑的头癣、手癣、足癣、股癣、甲癣、体癣等皆可治之。方中用雷丸、白矾、雄黄（按鲤鲮丸方制）、铁衣（即铁锈，水飞用）可杀虫，止痒，解毒；大黄能泻下逐瘀。诸药各研为细末，用枣肉缓和上药的燥烈之性共和成丸，以无灰酒送服下，即能泻下恶物，直服到鳞甲尽脱痊愈为止，真良药也。

手皮现蛇

手皮上现蛇形一条，痛不可忍，以刀刺出血，如墨汁，用白芷为末，掺之少愈。如是三次化去，先刺头，后刺尾，不可乱也。

定乾按：此症系红丝疔（急性淋巴管炎）。本病多发于四肢，因有细红丝一条，迅速向上走窜，故名红丝疔，多是感受痈疽、虫毒或邪毒所致。宜先用砭镰法，以针刀先刺头，后刺尾，再沿红丝行走途径将之寸寸挑断，并用拇指和食指轻捏，以挤出黑血；再以白芷粉搓擦患处，或再用温开水送服白芷粉，如此即能使痛止肿消而病愈。余用此法治疗多例红丝疔病人，每收奇功。

喉中物行

人食生菜，有蜈蚣在叶上，误食之，乃生蜈蚣于胃口之上，入胃则胃痛，至喉则喉痛，饥则痛更甚。以雄鸡一只煮熟，五香调和，乘病人睡熟将置其口边，蜈蚣闻香味自然外走，立时拿住一条或数条，出尽自愈。再以生甘草三钱，薏苡仁、当归、黄芪各一两，茯苓三两，白芍五钱，荆芥一钱，陈皮一钱，防风五分，水煎服，十剂自愈。

定乾按：余尝听师父们说过误食蜈蚣之事，今古有之，不可不信。本病多因病人喜食生野菜或生菜，而菜叶上有没有洗掉的蜈蚣卵或小蜈蚣，食生菜后蜈蚣则在人身体里面生长所致。因蜈蚣和鸡是死敌，鸡生前喜食蜈蚣，死后必遭蜈蚣食之，故用公鸡煮熟放病人口鼻旁，把蜈蚣引出来捉拿，再用下面之方调理，即能自愈。

蛇虱

遍身风疹，疥丹之状，色白不痛而痒，搔之起白疱，名曰蛇虱。

柏叶一味，煎水洗，内服苦参丸、蜡矾丸。

定乾按：蛇虱即白庀风，又名牛皮癣、银屑病，初起时皮现丘疹、红斑，瘙痒难耐，搔后皮损处出现血点，血出痒即减，出血点结痂后与周围呈干燥银白色鳞屑，脱落后在日光下能发光，鳞屑周围有明显红晕，基底呈红色浸润。病人多由禀赋不耐，外感风邪热毒，客于肌肤，加之过食辛辣炙煿之品，或情志内伤，阴阳失调，以致营血亏损，生风生燥，血燥不能荣养所致。

柏叶即柏树叶，内服、外用皆可，外用水煎洗患处能杀虫止痒，生发敛疮；内服能清热解毒，凉血止血。余将侧柏叶水煎外洗治疗脱发及各种癣、脚气、前阴后阴瘙痒等症，每收奇功。苦参丸、蜡矾丸都能治疗热毒、疥癞、风疹、疠风等症，故服之即能使病自愈。

恶肉毒疮

一女年十六岁，腕软处生核如黄豆大，半在肉中，红紫色，痛甚，诸药不效。

水银四两　白棉纸二张

揉熟蘸水银擦之，三日自落。

庚生按：此症屡曾见之，不独幼女，即少壮之人，亦患之，妇女更多。手足皆有生者，诸医不识。予用刀将核破出，其坚韧如牛筋，破出之后，用药收口，即了无所苦。此症方书所无，予臆名之曰恶核，惜初不知有此方，未尝试之。

定乾按：此恶肉毒疮实乃岩、瘤（皮肤癌）初起，多是瘀血、痰滞、浊气停留于肌肤结块而成。铃医一般将水银加青盐、矾煅炼成轻粉后内服外用，这样比较安全。因水银性滑重，外搓患处，能直入肉中，故先用猪脂涂核四周，以防水银伤到好肉。中病即止，以免中毒，切记。

浑身燎疮

如棠梨状，每破则出水，内有石一片如指甲大，其疮复生，抽尽肌肉即不可活。用荆三棱、蓬莪茂各五两，为末，分作三服，酒调连进，自愈。

定乾按：此浑身燎疮多由气滞血瘀，湿毒外出，或受山岚瘴气、虫毒风邪所致。内有石一片如指甲大，实乃水湿、瘀血化火炼制而成。

将大剂量荆三棱、蓬莪茂（即莪术）研细末用无灰酒调服，能行气破血，活血通络，故病人服用后即能自愈。余还用此方治疗癥瘕、痞块引起的胀痛，病人服后立效。

肉锥怪疾

手足忽倒生肉刺，如锥痛不可忍。

食葵菜即愈。

定乾按：手足忽倒生肉刺即鸡眼、刺瘊，好发于大小脚趾边上，坚硬凸出，割了又长，疼痛钻心，鞋不能穿，路不能走，痛不欲生。葵菜为锦葵科植物，有清热利湿、解毒润燥之功效，故多食即能自愈。

足钉怪疮

两足心凸肿，上生黑豆，疮硬如钉，胫骨生碎，孔髓流出，身发寒颤，惟思饮酒。此是肝肾冷热相侵，用炮川乌头末敷之，内服韭菜子汤，立效。

定乾按：此症即疔疮之一，因长在脚底两足心涌泉穴处，故名涌泉疔。肾为肝之母，肾脏虚弱，阳气不足，难以滋养肝阴，致使肝郁化火聚毒下移足心而发本病。此疔根脚坚硬，麻痒肿痛，常肿至足背，或穿筋烂骨，常伴有恶寒发热等症。

川乌头辛热，有温经止痛、消阴疽、治肿毒的功效，研细末备用。再用韭菜子一两煎汤冲无灰酒服下，能增强温补肝肾、活血通络之功，促进患处气至血到而病愈。余还用此法治疗各种阴疽，将川乌头水煎先熏洗患处，后再以末敷患处，即效。

走皮趋疮

满颊满项浸淫湿烂，延及两耳，痒而出水，发歇不定，俗名悲羊疮。
凌霄花并叶煎汤，日日洗之，自愈。
定乾按：悲羊疮即浸淫疮之一，以初生甚小如疥，瘙痒无时，漫延不止，挠抓后渗出黄水，浸淫成片为特征。其多因风、湿、热客于肌肤而成，每逢潮湿阴霾或食辛辣炙煿发物之品而发，愈后无疤，反复无常，痛苦不堪。

凌霄花（紫葳科凌霄属）有行血祛瘀、凉血祛风之功效，此药是铃医内服、外用必备之药。余常用半两水煎凌霄花再冲无灰酒内服治疗经闭、产后乳肿，立效；或外用花叶水煎治疗风疹发红、皮肤瘙痒、浸淫疮、痤疮等，洗之即效，真良方也。

热毒湿疮

遍身生疮，痛而不痒，手足尤甚。粘着衣被，晓夕不得睡。以菖蒲三斤晒干为末，布席上卧之。仍以衣被覆之，即不粘衣，又复得睡，不过五日、七日，其疮如失，神验。

定乾按：此是热毒疮，多因肺胃蕴热上升，复感外界毒邪，致使毒热互结，蕴于肌肤腠理之间所致。菖蒲即石菖蒲（天南星科菖蒲属），外用有开窍醒神、解毒除瘴、化湿祛浊之功效。以上法应用即能使毒解秽除，心安神养而病愈。

菖蒲即石菖蒲（天南星科菖蒲属），其气味浓烈，有开窍醒神、解毒除瘴、化湿祛浊之功效。余常用此法治疗褥疮、热毒疮、漆疮、疥癣等。将上药打粉后撒在病人席下或床单下，病人于此睡后即效。此方药贱效验，真神方也。

咽喉怪症

咽喉生疮，层层如叠，不痛，日久有窍出臭气，废饮食，用臭橘叶煎汤，连服必愈。

定乾按：此咽喉生疮乃脾气虚衰，运化失司，水谷精微化源不足，导致肺气不足，则土不生金，因咽喉为肺之门户，故见咽喉生疮，肿胀而不痛。臭橘叶味辛，性温，可理气止呕，消肿散结，主治噎膈反胃、呕吐、口疮等症。故可将臭橘叶水煎当茶慢慢服之，直至病自愈。

血余

手十指节断坏，惟有筋连，虫出如灯心，长数尺，遍身绿毛，名曰血余。用赤茯苓、柴胡、黄连煎汤，饮之立愈。

定乾按：此症即五指盘蛇（脱疽），多因正气虚弱，寒湿之邪侵袭，瘀阻脉络，气血不畅，导致十指节溃烂长虫。此虫奇特，名血余，极为少见，余听师父说过确有此虫。方中赤茯苓利水消肿，渗湿健脾；柴胡疏肝解郁，升举阳气；黄连清热燥湿，泻火解毒。三药合一服之即能使病自愈。

猫眼睛疮

身面生疮，似猫儿眼，有光采无脓血，但痛痒不常，饮食减少，名曰寒疮。

多食鸡、鱼、葱、韭，自愈。

定乾按：猫眼睛疮又名猫眼疮、寒疮（多形红斑），多因禀赋不耐，风寒外袭，以致营卫不和，寒凝血滞而成。故多食鸡、鱼、牛、羊、葱、韭等辛温发物，可使寒疮得温透发而自愈。

肉人

人顶生疮，五色，如樱桃状，破则自顶分裂，连皮剥脱至足，名曰肉人。多饮牛乳，自消。

定乾按：此症实属奇病，多因素体虚弱，湿热内生，五脏俱损，又突感外邪毒物侵入，致使湿热邪毒上攻顶部而发，状如樱桃。五色（五脏毒气所化）即心（红血）、肺（白浆）、脾（黄脓）、肾（黑水）、肝（青汁）之色。毒疮破裂后其脓浆毒液所到之处，无不皮脱肉现，惨不忍睹，故名肉人。

牛乳味甘，性平，有补虚损、润皮肤、益脾胃、养心肺、解热毒、生津润肠等功效，故多服能使皮长毒解而病愈。

唇疮生齿

有人唇上生疮，久则疮口生齿，乃七情忧郁，火动生齿，奇症也。

柴胡　白芍　当归　生地各三钱　川芎　黄芩　黄连各一钱　天花粉二钱　白果十个

水煎服。外用冰片一分，僵蚕末一钱，黄柏（炒为末）三钱，掺之立消。

定乾按：此齿非齿也，唇上生疮久烂不愈，又受七情内伤，郁火上炎致使疮口齿床浮肿上凸，坚硬无比，貌似牙齿。

方中柴胡、白芍、川芎、当归疏肝解郁，活血化瘀；生地、天花粉、白果养阴生津，清热凉血；黄芩、黄连清热泻火，解毒消肿。诸药用水煎服，结合冰片、僵蚕、黄柏研末外敷患处，则病立消。余用此法治疗疮毒红肿溃烂，立效，真良方也。

祛火丹

脚板中色红如火，不可落地。终年不愈。

熟地三两 山茱萸 茯苓 甘菊花各五钱 牛膝 丹皮 泽泻 车前子各三钱 萆薢二钱 元参 沙参 麦冬 钗石斛各一两

水煎服十剂自消，二十剂痊愈。须忌房事三月，否则再发难治矣。

定乾按：此症系病人过服壮阳热药，又立而行房，致使火聚于脚心而不散，故脚板色红如火，热烫无比，不可落地，经年经岁不愈，痛苦难忍。

方中熟地、山茱萸、麦冬、沙参、钗石斛、元参、牛膝、丹皮、甘菊花能补肾养阴，凉血生津；茯苓、泽泻、车前子、萆薢有清热解毒、利湿通淋的功效。水煎服愈后，必须要忌房事三月，犯者必返，返者不治。余用此方治愈几例这样的病人，真良方也。

病症名索引

A

癌，11，201

B

拔白换黑，186

白痢，45

白浊，156

百日咳，120

瘢痕，90

半身不遂，11

奔豚气，115

贲门癌，28

鼻息肉，151，201

鼻血不止，151

鼻渊，209

鼻中出血，163

痹证，127

便毒，75，125，169

便后出血，206

瘰疽毒疮，173

病笑不休，204

C

缠喉风，53，114

产后肉线，198

产后无乳，160

肠癌，65，146

肠风下血，126，157

肠痈，120，166

痴呆，36，209

齿黄，188

赤白痢，157

赤热肿痛，71

虫积腹痛，16，33，124，202

疮毒，223

疮毒入腹，91

疮癣，73

疮疡，61，79，131，175

疮疡溃烂，167，180

疮疡痈肿，99

疮疡肿毒，125

刺青，108

卒心痛，142

痤疮，162，220

D

大便秘结，158

大肠虫出不断，205

大麻风，80，125，142

呆病，35，36

丹毒，89，167

荡秽散，208

刀斧损伤，101

盗汗，155

癫狂，34，161，205

癫痫，36，59，122

撅仆欲死，178

跌打损伤，19，33，73，78，102，
　　144，177，187

跌打外伤，113

跌仆损伤，100，110，127，168

疔，82

疔疮，62，168，220

疔疮发背，87

疔疮痈疽，11，67，128，165

疔疮走黄，184

疔毒痈肿，82，84

冻疮，167，174

痘疮黑黡，130

痘后生翳，105

毒虫咬伤，167

毒蛇咬伤，120，171，193

肚痛，16，18

对口发背，66

对口疽，66

多骨疽，61

E

鹅掌风，76，174

呃逆，157

恶疮，87，167

恶疠，62

儿科喘咳，56

耳聋，51

耳鸣，153

耳内湿烂，113

二便不通，124

F

发背，63，133

发背阴毒，184

发背痈疽，131

发背肿毒，65

发厥，37

发稀，189

发癣，199

翻花瘿瘤，87

飞丝入眼，49，188

肺癌，25，138，213

肺结核，118

粉刺，162

风寒感冒，14

风寒热痰，116

风寒湿痹，91，144

风疾，139

风热咳嗽，158

风湿痹痛，140

风痫，152

浮肿，128

腐肉难去，74

妇人阴蚀疮，92

腹水，129

腹胁痞块，133

腹心气胁痞积，130

腹中生蛇，210

G

肝癌，42，65，209

肝胆湿热，128

肝昏迷，128

肝火上炎，22

肝硬化，42，146

肝硬化腹水，127

感冒，13

干血劳，141

更年期综合征，32

功能失调性子宫出血，30

宫寒痛经，39

骨髓炎，166，168

蛊，122

蛊毒，26

蛊胀，41

臌胀，40，132

固齿灰，189

鬼毒风气，32

H

寒湿痹证，127

寒湿水疝，129

寒湿腰痛，38

横痃发背，130

红白淋带，159

红眼病，148

红肿恶毒初起，66

喉痹，53，54，203

喉风，52，149

喉中物行，218

猴子疳，197

猴子，98

狐臭，105，132，162

化痒汤，211

黄疸，48，133

火丹，89

火燎油烧伤，181

火烧疮，180

火眼赤烂，49

J

鸡眼，98，110，111

积聚，59，129，200

积聚胁痛，117

积块黄肿，147

积气成聚，129

积滞，32

急喉风，150

急慢惊风，161

急性甲状腺炎，88

急性淋巴管炎，217

夹打损伤，99

甲疽延烂，174

甲状腺癌，11，66，88

甲状腺肿大，185

见鬼，27，209

绞肠痧，134，154

脚板色红如火，223

结胸，21，24

疥疮，90，92

疥疬，76

疥癣，171，221

金疮，178

金刃不出，179

金石药毒，165

筋骨疼痛，144

浸淫疮，220

惊风痫疹，55

精清不孕，193

精神分裂症，27，34，37，205

久嗽暴嗽，138

久泻，45

酒积，124，146

酒精性肝病，146

K

开刀麻药，73

咳喘痰饮，25

咳嗽，56

口角流涎，121

口腔溃疡，67，176

口舌生疮，203

口吻生疮，183

口眼㖞斜，11，166

跨马痈，167

狂走伤寒，140

溃烂疼痛，113

L

癞头疮，175

阑尾炎，166

烂弦风，49

烂眼边，147

老烂脚，91，97

老人不寐，31

老鼠疮，83

老痰，116

疠风，79，80，125

痢初起，158

痢疾，44，47，136

臁疮，76，86，98

淋巴结肿大，83，125

流火，97

瘤，95，172

瘰疬，10，19，83，84，85，172

落牙散，107

M

麻痹瘙痒，140

麻沸散，74

猫眼疮，222

毛虫蜇伤，111

眉毛摇动，202

梅毒，81，171

梅核气，28

美容的第一方，112

梦泄，159

面上黑气，194

木梢入肉，108

目赤肿痛，22，128，147

目疾，49

目生翳膜，149

目翳，67，148

N

男女诸病，126

男子乳肿，214

脑梗死，12

脑出血，12

牛皮癣，77，218

脓肿，72，167

疟疾，21，60，119，142，156，
　207

女子白带，39

P

皮肤癌，171，219

皮肤湿烂，86，156

皮下囊虫病，202

痞积，124，155

痞块，133，154

痞满腹胀，117

频惯堕胎，58

Q

漆疮，91，92，221

脐虫，202

气臌，39，132

气逆喘咳，124

气怯，30

气滞胃脘，27，207

前列腺炎，39

轻粉毒，109

R

热疮，90

热毒，203

热毒疮，221

热淋，153，203

热痰，25，116

乳蛾，53，106，176

乳腺癌，180

乳腺增生，166，180

乳悬，198

乳岩，179

乳痈，172

乳胀，194

乳汁不通，160

褥疮，76，86，96，208

S

痧胀腹痛，154

痧症，136

疝气，42，43，117，167

疝气疼痛，10，44，167

伤科止血圣药，18

上焦欲吐而不能吐，123

舌出血，213

舌謇不语，121

舌缩入喉，213

舌肿，195

蛇虫所伤，148，167

蛇头疗，170

身上手足疮，89

肾阳虚，135

失音，150

湿痹，91

湿疮，221

湿疮瘙痒，124

湿气，90

湿疣，162

湿疹，77，90，202

食管癌，115

食管狭窄，28

食积胀痛，124

手臂生疮，89

手足断折，103

手足拘挛，163

手足皲裂，104

手足麻痹，15

暑天怕风，154

水臌，39

水火烫伤，74，84，96

水泻，42，45

水饮，129

水肿，46，144

水肿脚气，140，182

水肿胀满，124

睡起目赤，148

死皮硬皮，94

四肢坚如石，207

T

瘫痪，15，127

痰核，85，176

痰火扰心，24

痰厥，37，56，122

痰鸣，114

痰塞心胸，59

痰涎壅盛，121

痰饮，123，204

痰饮积聚，124

痰饮吐水，145

烫火伤，181

天火丹，92

天疱疮，91

痛痹，91

痛彻钻心，73

头疮生蛆，172

头面上疮，89

头脑鸣响，208

头痛，12，23，176

突然昏仆，12，121

吐逆，33

腿臂湾生疮，175

脱肛，166，199

脱疽，169，221

W

外伤肿毒，64

顽疮，69

顽痰，115，122

顽癣，79，90，95，104，167，184

痿证，29，38

胃癌，115，146

胃痛，120

瘟疫，12，13

乌痧惊风，161

无名肿毒，10，67，70，71，130，
165，178，180

蜈蚣咬伤，192

误吞铁石，110

误吞针刺，195

X

下疳，67，73

痫病，35

消渴饮水，156

小肠疝气，43

小儿百病，16

小儿吃泥，127

小儿痘疮，57

小儿惊风，11，122

小儿舌膜，151

小儿舌笋，162

哮喘，117，145

泻火通治方，32

泻痢，203

心疼，18，143

心痛，118

心胃气痛，140

羞明，49，147

癣，94，182，218

血崩，158

血痢，118

血小板减少症，207

血小板减少性紫癜，30

血壅，201

血瘀经闭，124

血症，139

行痹，91

荨麻疹，206，212

Y

牙痛，153

咽喉生疮，221

咽喉肿闭，28，114

咽喉肿痛，114，158

咽舌生疮，176

延年益寿，15，30

眼睛暴凸，205

眼睛红肿胀痛，49

眼涩，49

眼翳，128，216

眼障，148

眼中胬肉，50

眼中星，147

羊癫，34

阳黄，16

杨梅疮，69，76，81，171

杨梅疮毒，76

腰脚疼痛，144

腰痛，39，116

药毒，25，198

腋臭，105

一切痛症，130

胰腺癌，127

胰腺炎，128

移毒丹，65

抑郁症，27，34

翳障，128

阴毒积块，73

阴毒阴疽，39

阴黄，16，47，48

阴茎红肿，190

阴疽冷痛，79

阴蚀，104

阴虚火旺，29，148

迎风流泪，49

瘿，88

瘿瘤，87，96，172

痈疽，19，61，62，63，69，72，
　75，131，169

痈疽疮毒，162

痈疽发背，64，70，130，165

痈疽疔毒，61

痈疽肿毒，72

痈肿恶疮，140，210

痈肿无头，171

疣，98

月经先期，29

Z

拶伤，101

痄腮，120，169

怔忡不寐，31

癥瘕，42，202

癥瘕积块，128

癥瘕痞块，124

整骨麻药，101

肢体麻木，121

直肠脱垂，199

指甲尽脱，215

痔疮，86，183

痔漏，71，86

痣，83，97，98

中恶，30

中风，12，127

中风偏瘫，127

中风中痰，55

中气下陷，84

中痰，30，152

中邪，27

肿毒，10，62，71，166，175

肿瘤，33，44，129

重度烧伤，180

重症肝炎，128

诸虫蛇毒，165

诸疮胬肉，170

竹木刺，112

竹木刺眼，187

着痹，91

子宫下垂，166

阻塞性黄疸，127，128

左瘫右痪，15，163